厚生労働科学研究費補助金
障害者対策総合研究事業（障害者政策総合研究事業（精神障害分野））
アルコール依存症に対する総合的な医療の提供に関する研究

New Diagnostic and Treatment Guidelines for Alcohol and Drug Use Disorders

新アルコール・薬物使用障害の
診断治療ガイドライン

監修　新アルコール・薬物使用障害の診断治療ガイドライン作成委員会
編集　樋口　進（日本アルコール関連問題学会　理事長）
　　　齋藤利和（日本アルコール・アディクション医学会　理事長）
　　　湯本洋介（独立行政法人国立病院機構 久里浜医療センター）

株式会社 新興医学出版社

巻 頭 言

アルコール・薬物関連障害の診断・治療ガイドラインの初版は，2002年に出版された．初版の発行から10年以上経ち，新たな知見が積み上げられていることなどから，厚労科研（厚生労働科学研究費補助金障害者対策総合研究事業（障害者政策総合研究事業（精神障害分野）））の一環として上記の新版である，新アルコール・薬物使用障害の診断治療ガイドラインを作成することとなった．ガイドラインの作成には，関連学会からの協力が必須であることから，日本アルコール・アディクション医学会および日本アルコール関連問題学会から両理事長をはじめ多くの会員に参加をいただいた．

今回のガイドラインの主な読者は，精神科のみならず，すべての臨床科の研修医およびプライマリケア医を想定している．アルコール・薬物問題の診療には多くの科との連携が必要であること，また，若手の医師にこの分野に興味を持っていただき，裾野を広げることなどを考慮してのことである．さらに，内容をわかりやすく，かつ具体的にすることで，多くの関連するコメディカルにも使用いただくことも意図した．

現在，世界的な診断ガイドラインはICD-10とDSM-5であるが，両者は依存の取り扱いが異なっている．読者に混乱を引き起こさないために，本書では前者を主に使用し，後者は必要に応じて併記することにした．また，アルコール・薬物使用障害の治療に関するエビデンスは必ずしも十分ではないことから，エビデンスレベルは記載しないこととした．

本ガイドラインは大きく，総論，症例別初期対応編，軸評価に基づいた問題別対応編，参考資料の4章で構成されている．まず，総論で診断・治療の概要を説明している．内容は，依存の概念，診断総論，治療総論，疫学，法的事項と支援者や家族に対する対応，からなっている．

症例別初期対応編は，実際に外来でアルコール・薬物使用障害がらみの患者を診療する際に参考となるように，全部で19症例を挙げてその対応を具体的に解説している．軸評価に基づいた問題別対応編は，アルコール・薬物使用障害に関連して起こりやすいそれぞれの問題を4つの軸に分けて評価し，それぞれの対応法を解説している．最後に参考資料として，依存症の全国専門医療機関リストおよび回復施設リスト，自助グループ相談先施設を掲載している．

本ガイドラインの草稿は，前述の厚労科研の報告書として公開されている．今回，より多くの方々に使用いただくために，一部足りない箇所を追加し，かつ，全面的に編集し直して，本出版に至った．

最後に，本ガイドラインの内容の検討や執筆に協力いただいたガイドライン作成委員の各先生方，および快く執筆に貢献いただいた各専門家の方々に心から感謝申し上げる．本書が，アルコール依存症をはじめとするアルコール・薬物使用障害の相談や診療に広く役立つことを祈念してやまない．

平成30年7月吉日

厚労科研「アルコール依存症に対する総合的な医療の提供に関する研究」研究代表者
独立行政法人国立病院機構久里浜医療センター　院長
樋口　進

免責事項

　本ガイドラインはアルコール・薬物使用障害治療のエキスパートによるコンセンサスガイドラインであり，現時点での科学的エビデンスに基づく結論または推奨と必ずしも一致していない．今後の科学的エビデンスの蓄積によっては，本ガイドライン中の推奨事項の変更がされる場合は十分にあり得る．実際の診療はそれぞれのアルコール・薬物使用障害者の個別性に応じて医師の裁量のもとで行われるべきであり，治療を施した医師は本ガイドラインから逸脱することも容認される．場合によっては，医師が治療を工夫した結果，ガイドラインからの逸脱が妥当な場合さえある．したがって治療を施した医師は，本ガイドラインを遵守したということだけでは過失責任を免れることはできないし，本ガイドラインからの逸脱を過失とみなすこともできない．本ガイドラインの内容は，医療訴訟の根拠となるものではなく，実際の診療行為の結果については治療を施した医師が責任を負うものである．

利益相反情報について

　ガイドライン作成執筆者の利益相反情報（2018年8月時点）は以下の通りである．なお，本ガイドラインの作成に当たって，厚生労働科学研究費補助金より助成を受けた．
　以下，企業・団体名のみ掲載する．

大塚製薬株式会社，公益財団法人喫煙科学研究財団，サントリー株式会社，新日本製薬株式会社，日本新薬株式会社，日本たばこ産業株式会社，ファイザー株式会社．

新アルコール・薬物使用障害の診断治療ガイドライン

目　次

第1章　総　論 ··········· 1

Ⅰ　依存の概念 ··········· 2

Ⅱ　診断総論 ··········· 4

1　ICD-10/DSM-5 診断基準について ··········· 4
2　評価尺度の解説 ··········· 7
　　1）アルコール依存症等の評価尺度 ··········· 7
　　2）薬物使用障害の評価尺度 ··········· 11
3　合併精神疾患の解説 ··········· 14
4　合併身体疾患の解説 ··········· 16

Ⅲ　治療総論 ··········· 18

1　治療の目標 ··········· 18
2　治療の内容 ··········· 20
　　1）心理社会的治療 ··········· 20
　　2）薬物治療 ··········· 22
　　3）ブリーフインターベンション ··········· 24

Ⅳ　疫学 ··········· 26

1　飲酒パターンとアルコール健康障害 ··········· 26
2　薬物乱用・依存の疫学 ··········· 28

Ⅴ　法的事項と支援者や家族に対する対応 ··········· 32

1　法的事項 ··········· 32
2　支援者に求められるスキル ··········· 34
3　家族への対応 ··········· 36

第2章 症例別初期対応編 39

Ⅰ アルコール使用障害への初期対応（内科系） 40

1. 酔ってケガをした患者が来院した場合 40
2. 飲酒による代謝障害の患者に対応する場合 42
3. アルコール性脂肪肝・肝炎患者に対応する場合 44
4. 多量飲酒による循環器疾患・脳血管障害患者に対応する場合 46
5. 多量飲酒による消化器疾患の患者に対応する場合 48
6. アルコール性肝線維症, 肝硬変の患者に対応する場合 50
7. アルコール性ケトアシドーシスと低血糖の患者に対応する場合 52
8. アルコール性膵炎の患者に対応する場合 54
9. 酩酊/酒気帯びで繰り返し救急外来を受診する場合 56
10. 家族が本人を連れてきた場合 58

Ⅱ アルコール使用障害が他疾患と合併している場合への初期対応（精神科系） 60

1. 抑うつとアルコール使用障害が合併している場合 60
2. 不安障害とアルコール使用障害が合併している場合 62
3. 発達障害とアルコール使用障害が合併している場合 64

Ⅲ 薬物依存症への初期対応 66

1. 処方薬依存の患者が来院した場合 66
2. 眠れないことが主訴の患者が来院した場合 68
3. 不眠の背景に薬物依存症がある場合 70
4. 違法薬物の使用を告白された, 発覚した場合 72

Ⅳ アルコール使用障害の患者が救急搬送されてきた場合の初期対応 74

1. 離脱せん妄・離脱けいれんの患者が搬送されてきた場合 74
2. ウェルニッケ脳症が疑われる患者の診療 77

第3章 軸評価に基づいた問題別対応編 81

Ⅰ 1軸：アルコール・薬物使用障害の重症度 82

1. アルコール使用障害　AUDIT-C 高得点者の対応 82
2. 薬物使用障害　重症度評価項目（松本俊彦作成）高得点者への対応 84

Ⅱ 2軸：アルコール・薬物使用障害と社会的問題　86

1　暴力/DV がある場合の対応 ································· 86
2　児童虐待を伴う事例への対応 ······························ 88
3　犯罪を起こした場合への対応 ······························ 91
4　飲酒運転をしている場合への対応 ·························· 94
5　就労問題（欠勤など含む）を伴う場合への対応 ············ 96
6　高齢者のアルコール問題への対応 ·························· 98
7　女性のアルコール依存症への対応 ························· 100

Ⅲ 3軸：アルコール・薬物使用障害と身体的問題　102

1　問題飲酒を伴う脂質異常症への対応 ······················ 102
2　問題飲酒を伴う糖尿病への対応 ··························· 104
3　アルコール性肝硬変への対応 ···························· 106
4　飲酒による高トリグリセリド血症，高尿酸血症への対応 ····· 108
5　アルコール性脂肪肝・肝炎への対応 ······················ 110
6　多量飲酒による循環器疾患・脳血管障害への対応 ·········· 112
7　多量飲酒による消化管疾患への対応 ······················ 114
8　多量飲酒による糖代謝異常への対応 ······················ 116
9　アルコール性膵炎への対応 ······························ 118
10　薬物使用に関連する感染症（HIV，C型肝炎等）への対応 ·· 120

Ⅳ 4軸：アルコール・薬物使用障害と精神的問題　122

1　双極性障害がある場合 ·································· 122
2　PTSD（心的外傷後ストレス障害）がある場合 ··········· 124
3　精神病性障害がある場合 ································ 128
4　認知症がある場合 ···································· 130

第4章　参考資料 ······················· 133

1. アルコール健康障害・薬物依存症・ギャンブル等依存症　全国医療機関 ··· 134
2. アルコール健康障害・薬物依存症・ギャンブル等依存症　回復施設 ······· 142
3. 自助グループ相談先施設 ································· 145

索引 ···································· 146

執筆者一覧

◆ 監修

新アルコール・薬物使用障害の診断治療ガイドライン作成委員会

◆ 編集

樋口　　進	日本アルコール関連問題学会　理事長
齋藤　利和	日本アルコール・アディクション医学会　理事長
湯本　洋介	独立行政法人国立病院機構 久里浜医療センター

◆ 執筆者一覧（五十音順）

合川　勇三	埼玉県立精神医療センター
太田順一郎	岡山市こころの健康センター
蒲生　裕司	医療法人社団天紀会こころのホスピタル町田
木村　　充	独立行政法人国立病院機構久里浜医療センター
齋藤　利和	医療法人北仁会幹メンタルクリニック
澤山　　透	北里大学医学部精神科学
柴山美紀根	市立四日市病院救命救急センター
嶋根　卓也	国立精神・神経医療研究センター精神保健研究所薬物依存研究部
白坂　知彦	医療法人渓仁会手稲渓仁会病院 精神保健科
瀧村　　剛	独立行政法人国立病院機構久里浜医療センター
田中　　完	新日鐵住金株式会社鹿島製鐵所 安全環境防災部安全健康室
田中　増郎	医療法人信和会高嶺病院／公益財団法人慈圭会慈圭病院
長　　徹二	三重県立こころの医療センター
成瀬　暢也	埼玉県立精神医療センター
橋本　　望	岡山県精神科医療センター
樋口　　進	独立行政法人国立病院機構久里浜医療センター
堀井　茂男	公益財団法人慈圭会慈圭病院
堀江　義則	医療法人社団健育会 湘南慶育病院 消化器内科
真栄里　仁	独立行政法人国立病院機構久里浜医療センター

松下　幸生	独立行政法人国立病院機構久里浜医療センター
松本　俊彦	国立精神・神経医療研究センター精神保健研究所 薬物依存研究部
宮田　久嗣	東京慈恵会医科大学 精神医学講座
武藤　岳夫	独立行政法人国立病院機構肥前精神医療センター
村上　　優	独立行政法人国立病院機構さいがた医療センター
森田　展彰	筑波大学医学医療系
杠　　岳文	独立行政法人国立病院機構肥前精神医療センター
湯本　洋介	独立行政法人国立病院機構久里浜医療センター
吉田　精次	社会医療法人あいざと会藍里病院
吉村　　淳	東北医科薬科大学医学部 精神科学教室

第 *1* 章

総　　論

総論ではアルコール・薬物使用障害の臨床に必要な基本的知識を掲載している．
日常の臨床場面のほか，アルコール・薬物使用障害の臨床研修やレジデントが診
療に当たる際に知っておくべき基本事項として活用してほしい．

I 依存の概念

　精神作用物質とは摂取すると酩酊などの快反応が得られるために連用，乱用されやすく，つい
にはその使用が他のいかなる行動よりも，より高い優先度を持つようになる状態，すなわち依存
状態を呈するようになる薬物をいう．世界保健機関（WHO）が作成した，疾病及び関連保健問
題の国際統計分類-10（International Statistical Classification of Diseases and Related Health Problems：
ICD-10，略称：国際疾病分類第 10 版）[1]ではこうした精神作用物質使用による精神および行動の
障害を以下の 10 種類，①アルコール，②アヘン類，③大麻類，④鎮静剤あるいは睡眠剤，⑤コカ
イン，⑥カフェイン，および他の精神刺激剤，⑦幻覚剤，⑧タバコ，⑨揮発性溶剤，⑩多剤およ
び他の精神作用物質に分類している[1]．

　代表的な精神作用物質はアルコールであるが，この使用による障害については古代から記載が
ある．例えばストア学派に属するローマの哲学者セネカは[2]著書の中で，「"酔っぱらい"という
言葉には二つの意味があり，一つはワインを飲んで自分自身をコントロールできなくなった人間
のことで，もう一つは酔うことが習慣になりその習慣の奴隷となった人間のことである」と述べ
ている．この記述はアルコール依存症概念の萌芽とみることができる．

　その後も精神作用物質による障害についてはさまざまな概念が提示されてきた．すなわち「慢
性中毒」「嗜癖」「依存」などである．慢性中毒の概念は 19 世紀後半から現代まで精神作用物質に
よるあらゆる障害を指す用語として広く使われてきた．嗜癖については 1957 年 WHO の Expert
Committee は①著明な身体依存，②薬物摂取の渇望，②大きな社会的弊害の 3 条件を満たす薬物
の使用と定義した[3]．しかしながら，当時社会問題となっていたコカインが身体依存を形成しに
くいにもかかわらず重篤な嗜癖に相当する状態を示すことから，批判が多く，1964 年 WHO の
Expert Committee は「依存」を正式な学術用語として採用した．1969 年同 Expert Committee は「**薬
物依存**とは，生体と薬物の相互作用の結果生じた特定の精神的，時に精神的および身体的状態を
いう．また，時に離脱による苦痛を逃れるため，その薬物を連続的あるいは周期的に摂取したい
という強迫的欲求を常に伴う行動やその他の反応によって特徴づけられた状態を指す．耐性はみ
られることもみられないこともある」と定義した[4]．WHO の定義の中にみられる**身体依存**とは精
神作用物質が長時間体内にあり効果を発現し続ける結果，生体がその効果が存在する状態に適応
して正常に近い機能を営むようになり，その効果が減弱したり，消失したりすると，身体機能の
バランスが失われて適応失調の状態となり病的症候である離脱を呈するような身体的状態をい
う．また薬物摂取に対する強い欲求（渇望）は**精神依存**と呼ばれる症候の中心をなすものである．
耐性とは，精神作用物質の効果が長期の飲酒のために減弱し，初期の効果を得るためにはより大
量の飲酒をすることを必要とする状態をいう．

　1975 年，WHO は，慢性アルコール中毒という用語を放棄することを決定し，2 年後にエドワー
ズらの編集による最終報告書では，「**アルコール依存症候群**」の疾患概念を提示した[5]．このアル
コール依存症候群（1977）は，その症候を飲酒行動の変化，主観的状態の変化，精神生物学的状
態の変化にまとめている．この概念の特徴は，まず第一に精神依存徴候である飲酒行動の変化，

2　第 1 章 総 論

主観的状態の変化の記述に重点が置かれていることである．飲酒行動の変化としては①飲酒量，飲酒時刻，飲酒機会に対する抑制の減弱，②飲酒行動の多様性の減弱，③有害な飲酒に対する抑制の喪失を挙げている．主観的状態の変化はアルコール依存症者の体験として語られる変化であり，症候学的には同様であっても他覚的な飲酒行動の変化とは区別され記載されている．その中には①飲酒抑制の障害，②渇望，③飲酒中心性（1日のほとんどの時間をアルコールや薬物を手に入れるためや，酩酊などアルコールや薬物の影響から回復するのに費やしたり，物質使用以外の楽しみに関心や興味を示さなくなったりする）が挙げられている．一般に疾病概念の基準においては客観的な基準に重きが置かれているが，この概念においては主観的状態の変化が他覚的な飲酒行動の変化と同列に置かれている．このことは精神依存という現象においては主観的状態をあえて挙げなければその症候を捉えきれないということである．このことは前述した精神依存重視の現われともいえる．こうした精神依存重視の立場はその後の相次いで出された米国精神医学会が作成した精神障害の診断と統計マニュアル-Ⅳ（Diagnostic and Statistical Manual of Mental Disorders-Ⅳ：DSM-Ⅳ）[6]および WHO の精神科診断基準「ICD-10 精神および行動の障害—臨床記述と診断ガイドライン」[1]に引き継がれる．

　すなわち，ICD-10 の診断項目は（a）渇望，（b）薬物摂取行動の統制不能，（c）身体的離脱状態，（d）耐性，（e）薬物中心性，（f）有害な使用に対する抑制の喪失であるが，この 6 項目中，過去 1 年以内に 3 項目が共に存在した場合にアルコール依存症候群と診断できる．診断項目中（c），（d）以外は精神依存に分類される項目である．したがって，耐性と離脱は診断の必須項目ではないこと，換言すれば，精神依存の存在のみでアルコール・薬物依存の診断が下せるのである．このことは依存の中心は精神依存であることを示している．

文　献

1) World Health Organaization：The ICD-10 Classification of Mental and Behavioral Disorders, Clinical Description and Diagnostic Guidelines. WHO, Geneva, 1992.（世界保健機関 著，融道男・中根允文，小見山実，他訳：ICD-10 精神障害および行動の障害臨床記述と診断ガイドライン．医学書院，東京，2005）

2) Caddy G：Alcohol use and abuse Historical perspective and present trends. Tabbakoff B, Stuker P, Randall C, eds.：Medical and social aspects of alcohol abuse. Plenem Press, New York, pp1-30, 1983.

3) WHO：Expert committee on addiction-producing drugs. 7th report. WHO Tec Rep Ser 116：1-15, 1957.

4) WHO：Expert committee on drug dependence 16th report. WHO Tec Rep Ser 407：1-28, 1969.

5) Edwards G, Gross M, Keller M, et al.：Alcohol-related disabilities. WHO Offset Publication, Geneva, 1977.

6) American Psychiatric Association：Diagnostic and Statistical Mannual of Mental Disorderes, 4th Edition. APA, Washington DC, 1994.

Ⅱ 診断総論

1 ICD-10/DSM-5 診断基準について

1．診断基準について

　　アルコール・薬物依存症の診断基準は，国際的には ICD-10[1]（WHO，1992）と DSM-5[2]（米国精神医学会，2013）が用いられる．二つの診断基準の比較を表1に示したが，①摂取欲求（精神依存）に基づく衝動制御障害，②身体依存（離脱と耐性），③社会障害，④危険を知りながらの摂取行動という診断のコンセプトは共通している．一方，診断名（ICD-10 では "依存症候群"，DSM-5 では "使用障害"）と診断方法（ICD-10 では診断には摂取欲求が必須であるのに対して，DSM-5 では摂取欲求は必須ではなく，相対的に社会障害を重視している）には相違がある．

　　診断基準を用いる側として気をつけることは，ICD-10 で診断される患者は，依存症の専門治療が必要な比較的重症例が多いのに対して，DSM-5 では，そのような患者のほかに，早期発見，早期介入の対象となる軽症例も含まれることである．

2．"依存"，"依存症（依存症候群）" "使用障害"，"アディクション"，"嗜癖" という用語の使い方について

　　①依存：依存とは，物質への摂取欲求が生体に生じている状態の総称である．したがって，欲求は軽度で，社会生活に支障のないレベルから，欲求が強くなり，社会生活や健康に障害が生じているレベルまで，すべての段階を含む[3]．ただし，DSM-Ⅳ における「依存」は次の項で述べる ICD-10 の「依存症候群」とほぼ同義に使われていた．

　　②依存症，依存症候群：上記の依存のなかで，欲求が強くなり，摂取の結果，社会生活や健康に障害が生じているものをいう[3]．

表1　ICD-10 と DSM-5 の比較

診断基準		ICD-10	DSM-5
診断の共通点		1．摂取欲求（精神依存）に基づく衝動制御障害 2．離脱や耐性からなる身体依存 3．摂取の結果生じる社会生活障害 4．危険を知りながらの摂取行動（危険な使用）	
診断の相違点	診断名	依存症候群	使用障害
	診断方法	1．診断には摂取欲求（精神依存）が必須	1．摂取欲求（精神依存）に，特別な重みづけはない 2．相対的に，社会障害が重視される
	該当症例	比較的重症例	軽症例も含まれる

4　第1章　総論

表2 ICD-10 の "物質の依存症候群の診断基準"

項　目	内　容	診　断　項　目
1	制御障害	物質摂取の強い欲求や強迫感
2	制御障害	物質摂取行動（開始，終了，量の調節）を制御することが困難
3	離　脱	中止や減量による離脱症状の出現 離脱症状の回避，軽減のために再使用する
4	耐　性	当初得られた効果を得るために，使用量が増加する
5	社会障害	物質使用のために，本来の生活を犠牲にする 摂取に関係した行為や，物質の影響からの回復に費やす時間が増加する
6	危険な使用	心身に問題が生じているにもかかわらず，使用を続ける

・6項目中3項目以上が，過去1年間のある期間，同時に存在した場合に診断.
・中心となる特徴は，精神作用物質を摂取したいという欲望（しばしば強く，時に抵抗できない）である.
（World Health Organaization：The ICD-10 Classification of Mental and Behavioral Disorders, Clinical Description and Diagnostic Guidelines. WHO, Geneva, 1992（世界保健機関著，融　道男，中根允文，小見山　実訳：ICD-10 精神障害および行動の障害 臨床記述と診断ガイドライン. 医学書院，東京，pp81-94, 1993[1]）より引用改変）

③使用障害：DSM-5 においては，DSM-Ⅳまで使用されていた従来の "依存" や "乱用" の用語に代わって採用された診断名である．基本的なコンセプトは依存症や依存症候群と類似しているが，使用障害では，社会生活の障害が重視され，依存症よりも軽症例を含む点で違いがある.
④アディクション（嗜癖と同義）：ギャンブルなどの行動の場合は，物質依存と共通の病態が推察され，それを支持するさまざまなエビデンスが集積されてきたが，物質依存と同一の病態といってよいかどうかについては，まだ議論が分かれる．このため，行動に対しては，依存よりも広い概念であるアディクション（嗜癖）という用語が用いられる．すなわち，アディクション（嗜癖）とは，物質と行動の両者をカバーする用語である.

表3 DSM-5 の "物質使用障害" の診断基準

項　目	内　容	診　断　項　目
1	制御障害	最初に考えていたよりも，使用量が増えたり，長期間使用するようになる
2	制御障害	やめようとしたり，制限しようとする努力や，その失敗がある
3	制御障害	物質の入手，摂取行動，その影響からの回復に多くの時間が費やされる
4	制御障害	物質への渇望や強い欲求がある
5	社会障害	物質使用の結果，社会的役割（仕事，学校，家庭）を果たせなくなる
6	社会障害	社会・対人関係の問題が生じたり，悪化しているにもかかわらず，使用を続ける
7	社会障害	物質使用のために，重要な社会的活動や娯楽活動を放棄，縮小する
8	危険な使用	身体的に危険な状況下で使用を続ける
9	危険な使用	心身に問題が生じたり悪化することを知っていながら，使用を続ける
10	耐　性	以前と同じ使用量では効果が減弱する，または，同じ効果を得るために使用量が増加する
11	離　脱	中止や減量による離脱症状の出現，または，その回避のために再使用する

・問題となる使用様式で，臨床的に意味のある障害や苦痛を生じていること.
・1年以内に11項目中2項目以上が出現した場合に診断.
・幻覚薬と吸入剤では診断項目「11」を除いて，判定する.
・軽度：2〜3項目，中等度：4〜5項目，重度：6項目以上が該当.
（American Psychiatric Association：Diagnostic and Statistical Manual of Mental Disorders Fifth Edition. American Psychiatric Publishing, 2013.（米国精神医学会著，髙橋三郎，大野　裕 監訳：DSM-5　精神疾患の診断・統計マニュアル. 医学書院，東京，pp473-582, 2014[2]）より引用改変）

3．ICD-10

　ICD-10 の"依存症候群"の診断基準を表2に示した．6項目（制御障害2項目，社会障害1項目，危険な使用1項目，離脱1項目，耐性1項目）中，3項目以上が，過去1年間のある期間，同時に存在した場合に診断される．診断には物質への強い欲求が必須で，たとえば，鎮痛のためにオピオイドが投与され，オピオイドに対する耐性と離脱が生じていても，オピオイドへの欲求が認められない場合には"依存症候群"とは診断できない．

4．DSM-5

　DSM-5 の"使用障害"の診断基準を表3に示した．11項目（制御障害4項目，社会障害3項目，危険な使用2項目，離脱1項目，耐性1項目）中2項目以上が1年以内に出現した場合に診断される．IDC-10 との違いは，欲求を必須項目としていないこと，社会障害を重視していること，より軽症群も含むことである．そのほか，DSM-5 では物質ごとに診断基準が設けられ，また，重症度分類が用意されている．

文　献

1) World Health Organaization：The ICD-10 Classification of Mental and Behavioral Disorders, Clinical Description and Diagnostic Guidelines. WHO, Geneva, 1992（世界保健機関著，融　道男，中根充文，小見山　実訳：ICD-10 精神障害および行動の障害　臨床記述と診断ガイドライン．医学書院，東京，pp81-94，1993）.
2) American Psychiatric Association：Diagnostic and Statistical Manual of Mental Disorders Fifth Edition. American Psychiatric Publishing, 2013.（米国精神医学会著，高橋三郎，大野　裕 監訳：DSM-5　精神疾患の診断・統計マニュアル．医学書院，東京，pp473-582，2014）.
3) 宮田久嗣：DSM-5 における診断の変化とその意義．DSM-5 時代のアルコール依存の診断と治療のゴール―断酒か飲酒量低減か―．精神神経学雑誌 119（4）：238-244，2017.

II 診断総論

2 評価尺度の解説
1）アルコール依存症等の評価尺度

　アルコール依存症やアルコールに関連した問題のスクリーニングテストは数多いが，ここでは国際的によく使われている代表的な2つのテストを紹介する．

　一つは CAGE という，1973年に作成された古いテストだが，シンプルで使いやすい割に，敏感度，特異度が高いので，よく使われている．もう一つは，AUDIT（Alcohol Use Disorders Identification Test）という世界保健機関（WHO）によって開発された10問からなる質問票で，アルコール関連問題の早期発見に利用され，簡易介入などの早期介入や依存症のスクリーニングに用いられているが，ここではその簡略版である AUDIT-Consumption（AUDIT-C）を紹介する．

1．CAGE

　質問票を表1に示す．質問は4つしかないシンプルなテストであり，各質問（Cut down, Annoyed by criticism, Guilty feeling, Eye-opener）の頭文字をとって CAGE と呼ばれる．アルコール依存症をスクリーニングする検査であり，4項目中の2項目に該当した場合にアルコール依存症が疑われる．

　プライマリ・ケアで CAGE を用いて多量飲酒者（1日に純エタノール換算で約60グラム以上を摂取する者）を同定することを目的とした場合，2項目以上で陽性とすると，敏感度は84％，特異度は95％と報告されている[1]．敏感度は，多量飲酒者のうち，CAGE で2点以上の割合を示し，敏感度が高いほど発見する能力が高い．また，特異度は，多量飲酒ではない者のうち，CAGE が2点未満になる者の割合を示し，特異度が高いほど，誤って多量飲酒とされる者が少ない．対象者の年齢を60歳以上とすると，敏感度は14％，特異度は97％という報告もあるが[2]，総合すると，多量飲酒の同定に関する敏感度は49〜69％，特異度は75〜95％とばらつきがある[3]．

　一方，アルコール乱用やアルコール依存のスクリーニングテストとして用いた場合は，2項目以上を陽性とした場合，プライマリ・ケアでの敏感度は21〜94％，特異度は77〜97％と調査対象によって大きなばらつきがある．また，カットオフ値を1項目以上で該当にした場合は，敏感度60〜71％，特異度は84〜88％とされているが，有用性は人種や性別によって異なるとも報告されている[3]．

表1　**CAGE**

1	飲酒量を減らさなければならないと感じたことがありますか．
2	他人があなたの飲酒を非難するので気に障ったことがありますか．
3	自分の飲酒について悪いとか申し訳ないと感じたことがありますか．
4	神経を落ち着かせたり，二日酔いを治すために「迎え酒」をしたことがありますか．

（JA Ewing 著，北村俊則訳：精神科診断学 2：359-363，1991[4]より引用）

表2　**AUDIT**

1. あなたはアルコール含有飲料をどのくらいの頻度で飲みますか.		
0．飲まない	1．1か月に1回以下	2．1か月に2～4回
3．1週間に2～3回	4．1週間に4回以上	

2. 飲酒するときには通常どのくらいの量を飲みますか.
　　　ただし，日本酒1合＝2ドリンク*，ビール大瓶1本＝2.5ドリンク
　　　ウイスキー水割りダブル1杯＝2ドリンク，焼酎お湯割り1杯＝1ドリンク
　　　ワイングラス1杯＝1.5ドリンク，梅酒小コップ1杯＝1ドリンク
　　　　　0．1～2ドリンク　　　　　　1．3～4ドリンク　　　　　　2．5～6ドリンク
　　　　　3．7～9ドリンク　　　　　　4．10ドリンク以上

3. 1度に6単位以上飲酒することがどのくらいの頻度でありますか.
　　　　　0．ない　　　　　　　　　　1．1か月に1回未満　　　　　2．1か月に1回
　　　　　3．1週間に1回　　　　　　4．毎日あるいはほとんど毎日

4. 過去1年間に飲み始めると止められなかったことが，どのくらいの頻度でありましたか.
　　　　　0．ない　　　　　　　　　　1．1か月に1回未満　　　　　2．1か月に1回
　　　　　3．1週間に1回　　　　　　4．毎日あるいはほとんど毎日

5. 過去1年間に普通だと行えることを飲酒していたためにできなかったことが，どのくらいの頻度でありましたか.
　　　　　0．ない　　　　　　　　　　1．1か月に1回未満　　　　　2．1か月に1回
　　　　　3．1週間に1回　　　　　　4．毎日あるいはほとんど毎日

6. 過去1年間に深酒の後，体調を整えるために朝迎え酒をしなければならなかったことがどのくらいの頻度でありましたか.
　　　　　0．ない　　　　　　　　　　1．1か月に1回未満　　　　　2．1か月に1回
　　　　　3．1週間に1回　　　　　　4．毎日あるいはほとんど毎日

7. 過去1年間に，飲酒後罪悪感や自責の念にかられたことが，どのくらいの頻度でありましたか.
　　　　　0．ない　　　　　　　　　　1．1か月に1回未満　　　　　2．1か月に1回
　　　　　3．1週間に1回　　　　　　4．毎日あるいはほとんど毎日

8. 過去1年間に飲酒のため前夜の出来事を思い出せなかったことが，どのくらいの頻度でありましたか.
　　　　　0．ない　　　　　　　　　　1．1か月に1回未満　　　　　2．1か月に1回
　　　　　3．1週間に1回　　　　　　4．毎日あるいはほとんど毎日

9. あなたの飲酒のために，あなた自身か他の誰かが怪我をしたことがありますか.
　　　　　0．ない　　　　　　　　　　2．あるが，過去1年にはない
　　　　　4．過去1年間にある

10. 肉親や親戚，友人，医師あるいは他の健康管理に携わる人が，あなたの飲酒について心配したり，飲酒量を減らすよう勧めたりしたことがありますか.
　　　　　0．ない　　　　　　　　　　2．あるが，過去1年にはない
　　　　　4．過去1年間にある

＊1ドリンクは純アルコール10 g　　　　　（廣　尚典：日本臨床 55（特別号）：589-593，1997[5]より引用）

2．AUDIT-C

　　このテストは，世界保健機関（WHO）が作成したアルコール関連問題の重症度の測定を目的とした AUDIT[6] の簡略版である．AUDIT（表2）は，過去1年間の飲酒に関する10の質問で構成されており，3つの領域について評価する．すなわち，①アルコール摂取（質問1～3），②依存症状（質問4～6），③飲酒による有害事象（質問7～10）である．各質問の回答につけられた点数を合計してその合計で評価する．プライマリ・ケアで使用する場合のマニュアルも用意されており[7]，日本語版は廣により邦訳されたものが使用されている[8]．AUDIT は，アルコール依存の診

8　第1章　総　論

表3 AUDIT-C の敏感度，特異度

報告年	対象	評価項目	カットオフ	敏感度	特異度
2002	プライマリ・ケア患者 （アメリカ）	危険な飲酒 男性：16ドリンク/週以上 女性：12ドリンク/週以上	4以上	0.98	0.66
			5以上	0.94	0.82
2002	一般住民 （ドイツ）	危険な飲酒 男性＞280 g/週，女性＞168 g/週	4以上	0.94	0.65
			5以上	0.74	0.83
		依存症（DSM-Ⅳ）	4以上	0.96	0.62
			5以上	0.88	0.81
2005	一般住民 （アメリカ）	依存症（DSM-Ⅳ）	4以上	0.91	0.69
			5以上	0.85	0.80
2001	男性 （ベルギー）	乱用・依存症（DSM-Ⅲ-R）	5以上	0.78	0.75
2002	女性プライマリ・ケア患者 （スペイン）	168 g/週以上の飲酒または有害な飲酒	3以上	0.91	0.52
			4以上	0.91	0.68
2005	女性一般住民 （アメリカ）	依存症（DSM-Ⅳ）	4以上	0.85	0.81
		アルコール使用障害	3以上	0.87	0.69
			4以上	0.74	0.83

（Reinert DF, et al.：Alcohol Clin Exp Res 31：185-199, 2007[9]より邦訳して引用）

断を目的としたものではなく，健康に有害な飲酒をしている者を早期に発見することを目的に開発されたが[10]，最近ではカットオフ値によって危険な飲酒，アルコール使用障害，アルコール依存症の可能性の有無といった目的に使用できることが示されている．しかし，多忙な臨床や産業保健の場では回答に時間がかかるという欠点もあり，実用的な観点から，AUDIT の最初の3問のみから成る AUDIT-C が提唱された．

　海外の調査では，AUDIT-C のカットオフ値は，男性の場合，危険な飲酒のスクリーニングには4点，アルコール使用障害のスクリーニングには5点，女性の場合は，それぞれ3点と4点とすることが提唱されている[9]．一方，国内の疫学調査によって AUDIT-C の妥当性，再現性などが検討された結果，危険な飲酒やアルコール使用障害のスクリーニングとして AUDIT の代替テストとすることの妥当性が示された．日本人の場合のカットオフ値について，男性は5点以上，女性は4点以上を危険な飲酒とすることが提唱されたが[11]，AUDIT の点数が高くなるほど特異度が下がる傾向にあり，誤って危険な飲酒と判断される者が増える可能性が指摘されている[11]．AUDIT-C の敏感度は，人種や民族によって異なることが指摘されていることから，わが国の場合は，国内の調査結果を用いるのが妥当と考えられる．

文　献

1) King M：At risk drinking among general practice attenders：validation of the CAGE questionnaire. Psychol Med 16：213-217, 1986.

2) Adams WL, Barry KL, Fleming MF：Screening for problem drinking in older primary care patients. JAMA 276：1964-1967, 1996.

3) Fiellin DA, Reid C, O'Connor PG：Screening for alcohol problems in primary care：A systematic review. Arch Intern Med 160：1977-1989, 2000.

4) Ewing JA：Detection alchoholism. The CAGE questionnaire. JAMA 14：1905-1907, 1985（JA Ewing 著，北村俊則訳：

CAGE 質問票．精神科診断学 2：359-363，1991）．

5）廣　尚典：CAGE，AUDIT による問題飲酒の早期発見　アルコール関連問題とアルコール依存症　日本臨床 55（特別号）：589-593，1997．

6）Reinert DF, Allen JP：The alcohol use disorders identification test（AUDIT）：A review of recent research. Alcohol Clin Exp Res 26：272-279, 2002.

7）Babor TF, Higgins-Biddle, Saunders JB：AUDIT：The Alcohol Use Disorders Identification Test：Guidelines for use in primary care. Second edition. World Health Organization, 2001.（http://whqlibdoc.who.int/hq/2001/who_msd_msb_01.6a.pdf）

8）廣　尚典：WHO/AUDIT（問題飲酒指標/日本語版）．千葉テストセンター，2000．

9）Reinert DF, Allen JP：The alcohol use disorders identification test：An update of research findings. Alcohol Clin Exp Res 31：185-199, 2007.

10）Higgins-Biddle JC, Babor TF：A review of the Alcohol Use Disorders Identification Test（AUDIT）, AUDIT-C, and USAUDIT for screening in the United States：Past issues and future directions. Am J Drug Alcohol Abuse, 2018（in press）.

11）Osaki Y, Ino A, Matsushita S, et al.：Reliability and validity of the Alcohol Use Disorders Identification Test-Consumption in screening for adults with alcohol use disorders and risky drinking in Japan. Asian Pac J Cancer Prev 15：6571-6574, 2014.

II 2 診断総論

評価尺度の解説
2）薬物使用障害の評価尺度

1．薬物使用障害の評価

　薬物乱用を体系的に評価することは，患者の治療・ケアに不可欠である．信頼性・妥当性のある評価尺度を用いることで，患者の薬物問題の程度を把握することや，治療の有効性を評価することが可能となる．

　国際的には数多くの評価尺度が開発されているとはいえ，薬物使用障害に関する評価尺度のうち日本語化され，かつ信頼性・妥当性が検証されているものは限られている．

　嗜癖重症度指標（Addiction Severity Index：ASI）は，1980年にThomas McLellanらによって開発された評価尺度である．患者が抱える問題を精神医学的な側面のみならず，雇用，法律，家族関係など多面的に把握できるという特徴がある．1993年に斎藤らが日本語版を発表し，2006年にSenooらが信頼性・妥当性を検証した嗜癖重症度指標・日本語版（Addiction Severity Index–Japanese：ASI-J）を発表している[1]．しかし，重症度評価に長時間の半構造化面接（約90分間）を要することや，面接者の事前トレーニングが必要といった条件を踏まえると，プライマリケア医には若干敷居が高いかもしれない．

　SDS（Severity of Dependence Scale）は，1992年にMichael Gossopらによって開発された自記式評価尺度である．2005年に，尾崎らが日本語版（SDS-J）を発表している[2]．この尺度は，使用薬物によらず適用可能であり，評価項目も5項目と少なく，簡便性が高いという特徴がある．しかし，評価対象を「精神依存」に限定しているため，患者が抱える薬物問題を多面的に捉えることはできない．

　DAST（Drug Abuse Screening Test）は，Skinnerらによって開発された薬物乱用のスクリーニング・ツールである．面接・自記式のどちらでも測定可能な評価尺度であり，測定に要する時間は約5分，スコアリングに要する時間は1〜2分と簡便である．使用薬物の種類，使用期間，使用頻度を問わず評価することができ，精神依存のみならず，多剤乱用，社会的問題，医学的問題，治療歴など患者が抱える問題を多角的に評価する．1982年に28項目版が発表され，1986年には20項目版のDAST-20が，1991年には10項目版のDAST-10が発表されている．わが国では，2003年に鈴木らがDAST-20の日本語訳を紹介し，2015年に嶋根らが信頼性・妥当性を検証したDAST-20日本語版を発表している[3]（表1）．

2．DAST-20日本語版

　DAST-20の測定方法はいたってシンプルである．全20項目の質問に対して，過去12か月間に経験があれば「はい」，経験がなければ「いいえ」に○をつける．注意事項には，薬物使用が定義されており①覚せい剤や大麻などの違法薬物を使うこと，②ハーブなどの危険ドラッグを使うこ

JCOPY 88002-779

II　診断総論　11

表1　**DAST-20 日本語版**[3]

注意事項：ここでいう「薬物使用」とは，以下の1～3のいずれかを指します（使用回数にかかわらず）．

1．違法薬物（大麻，有機溶剤，覚せい剤，コカイン，ヘロイン，LSD など）を使用すること
2．危険ドラッグ（ハーブ，リキッド，パウダーなど）を使用すること
3．乱用目的で処方薬・市販薬を不適切に使用すること（過量摂取など）

※飲酒は「薬物使用」に含みません．

過去12か月間で当てはまるものに○を付けてください．　　　　　　　　　　当てはまる方に○をつけてください

（1）薬物使用しましたか？（治療目的での使用を除く）	はい	いいえ
（2）乱用目的で処方薬を使用しましたか？	はい	いいえ
（3）一度に2種類以上の薬物を使用しましたか？	はい	いいえ
（4）薬物を使わずに1週間を過ごすことができますか？	はい	いいえ
（5）薬物使用を止めたいときには，いつでも止められますか？	はい	いいえ
（6）ブラックアウト（記憶が飛んでしまうこと）やフラッシュバック（薬を使っていないのに，使っているような幻覚におそわれること）を経験しましたか？	はい	いいえ
（7）薬物使用に対して，後悔や罪悪感を感じたことはありますか？	はい	いいえ
（8）あなたの配偶者（あるいは親）が，あなたの薬物使用に対して愚痴をこぼしたことがありますか？	はい	いいえ
（9）薬物使用により，あなたと配偶者（あるいは親）との間に問題が生じたことがありますか？	はい	いいえ
（10）薬物使用のせいで友達を失ったことがありますか？	はい	いいえ
（11）薬物使用のせいで，家庭をほったらかしにしたことがありますか？	はい	いいえ
（12）薬物使用のせいで，仕事（あるいは学業）でトラブルが生じたことがありますか？	はい	いいえ
（13）薬物使用のせいで，仕事を失ったことがありますか？	はい	いいえ
（14）薬物の影響を受けている時に，ケンカをしたことがありますか？	はい	いいえ
（15）薬物を手に入れるために，違法な活動をしたことがありますか？	はい	いいえ
（16）違法薬物を所持して，逮捕されたことがありますか？	はい	いいえ
（17）薬物使用を中断した時に，禁断症状（気分が悪くなったり，イライラがひどくなったりすること）を経験したことがありますか？	はい	いいえ
（18）薬物使用の結果，医学的な問題（例えば，記憶喪失，肝炎，けいれん，出血など）を経験したことがありますか？	はい	いいえ
（19）薬物問題を解決するために，誰かに助けを求めたことがありますか？	はい	いいえ
（20）薬物使用に対する治療プログラムを受けたことがありますか？	はい	いいえ

ⒸCopyright 1982 by Harvey A. Skinner, PhD

表2　**DAST-20 スコアの解釈**

	スコア	対応	ASAM
問題なし	0	経過観察	
軽度	1～5点	簡易的なカウンセリング	レベルⅠ
中度（DSM の診断基準を満たす可能性が高い）	6～10点	外来治療	レベルⅠあるいはⅡ
相当程度	11～15点	集中治療	レベルⅡあるいはⅢ
重度	16～20点	集中治療	レベルⅢあるいはⅣ

ASAM：American Society of Addiction Medicine Placement Criteria（米国嗜癖医学会のガイドライン）
(Skinner HA：Guide for using the drug abuse screening test（DAST）をもとに改変)

と，③乱用目的で処方薬や市販薬を使うことを薬物使用と定義している．ただし，飲酒は薬物使用に含めない点に注意が必要である．

　スコアリングもシンプルである．「はい＝1点」，「いいえ＝0点」とコード化し，全20項目の合計得点を求める．ただし，（4）と（5）は逆転項目であるため，「はい＝0点」，「いいえ＝1点」と

反転させる．DAST-20 スコアは，0～20 点に分布し，薬物乱用に関連した問題が大きいほどスコアも大きくなる．したがって，DAST-20 スコアが 0 点ということは，薬物に関連した問題がないということになり，最高得点の 20 点であれば，かなり深刻な問題があるということになる．

表 2 は，DAST のガイドラインで暫定的に掲載されているスコア解釈表である．DAST-20 日本語版のスコア解釈については，今後の検証が必要であることから，現時点では参照程度にとどめておくべきであろう．

文　献

1) Senoo E, Ogai Y, Haraguchi A, et al.：Reliability and validity of the Japanese version of the Addiction Severity Index（ASI-J）. Nihon Arukoru Yakubutsu Igakkai Zasshi 41（4）：368-379, 2006.
2) 尾崎　茂，和田　清：Severity of Dependence Scale（SDS）の有用性について：「全国の精神科医療施設における薬物関連精神疾患の実態調査」における使用経験から．日本アルコール・薬物医学会雑誌 40：126-136, 2005.
3) 嶋根卓也，今村顕史，池田和子，他：DAST-20 日本語版の信頼性・妥当性の検討．日本アルコール・薬物医学会雑誌 50（6）：310-324, 2015.

Ⅱ 診断総論

3 合併精神疾患の解説

　治療機関に受診する物質使用障害（アルコール・薬物使用障害）を抱える人は他の精神疾患を合併している確率が高く，ある研究によれば約半数にも及ぶ[1]と報告されており，「物質使用障害を診たら，合併している精神疾患を疑え」という教訓を持って臨床に臨む必要がある．精神疾患には確定診断できる検査や決定的な症状がなく，診断基準も文言で定められているため，診断のばらつきが大きくなってしまう危険があり，一方で同じ症状が出る複数の疾患もあり，慎重さが求められる．さらには健常と疾患の境界が不明瞭なことも多く，物質使用障害を抱えている人は本音を口にするまでに時間がかかるため，合併する精神疾患に関して確定診断に至るプロセスは容易ではない．

　物質使用障害の結果として他の精神疾患を抱えるようになる場合であっても，他の精神疾患の結果として物質使用障害を抱えることになった場合であっても，治療は必ず同時に進めていくことが望ましいため，早期に発見する必要がある．

1．疫学

　わが国の全国調査[2]では，物質使用障害を抱える人の3〜4割にうつ病や双極性障害，2〜3割に不安障害，そして，約半数に自殺のリスクがあったと報告されている．また，米国の大規模調査[3]では，アルコール・薬物使用障害に罹患する確率はそれぞれ，13.5％，6.1％であるが，何らかの精神疾患を抱えている場合，物質使用障害に罹患する確率は29％（アルコール22％，薬物15％）であり，精神疾患を抱えていない者に比べて，物質使用障害に2.7倍罹患しやすいと報告されている．

2．合併しうる精神疾患を疑うヒント

　精神疾患を抱える人は，物質使用障害のリスク因子に曝露されやすい面もあるが，同様に物質使用障害を抱える人はさまざまなストレス（物質使用も含む）に対し脆弱性があり，精神症状が発症・再発しやすいと考える仮説もある．ただし，診断がはっきりしなくても，症状ごとに対応することはできる．断酒・断薬を行うと，併せて他の精神症状も軽減することが多いが，"self-medication"という考え方も忘れてはならず，アルコールや薬物を使用してでも生き抜いてこなければならなかった過程を大切に考える必要がある．

3．生育歴の詳細な聴取

　遺伝負因が環境因よりも比較的大きいとされる統合失調症や双極性感情障害，そして発達障害などは家族歴がより重要であり，環境因が相対的に多いとされるその他の疾患では生活環境がより重要である．物質使用を開始する年齢は10代であることが多く，出生・発達から児童・思春期

14　第1章　総論

における家族や他者との関係性を含む生活状況が重要である．不安の強い親から虐待に至るまで，自分の力では対処できない不安・緊張を強いられる環境の影響は少なくないが，このような状況の影響が大きいほど，受診した直後にはこうした体験を表出することが困難であり，関係性が構築されてからようやく本音が語られることが多い．特に，情報提供者が不在である場合にはさまざまな可能性を視野に入れて，関係性を構築する中で表出される言動に注意を向けることが大切である．一方，情報提供者が存在する場合でも，虐待の加害者であるなど，その人との対人関係を考慮して，得た情報を柔軟に解釈して対応することが求められる．

4．確定診断

合併している精神疾患の診断に際しては，Mini-International Neuropsychiatric Interview（M. I. N. I）やSCID-Ⅱ自記式質問票などの構造化面接を利用することが望ましいが，限られた診療時間で実施することは困難な場合が多く，現実的ではない医療機関もある．ただし，ICD-10やDSM-5などの診断基準の文言だけを当てはめるような，単回の面接で安易に確定診断を判断しない姿勢が重要であり，経過の中で慎重に判断する必要がある．

5．経過から診断を再考する機会を

受診当初の主訴や困難が改善されると表れてくる症状に目を向けて，診断を再考することも忘れてはならない．例えば，急性期に幻覚妄想状態で受診し，覚せい剤精神病と診断した例をイメージするとわかりやすい．断薬して安定し始めると，抑うつ状態を呈するようになり，生きづらさを抱え，不安や抑うつに対処するための使用だったことが判明する場合もあれば，陰性症状が前景化して，認知機能障害・思考障害が目立つようになり，統合失調症と診断する場合もある．同様に，対人緊張や社交不安を軽減するために飲酒量や飲酒関連問題が増えた場合は，断酒すると同時にもともと抱えていた症状が現れることもある．これらの例のように診断を常に多様な視点で考え，予後に寄与する判断を心がけたい．他にも，飲酒習慣がある人で，認知症が疑われる場合には断酒後60日，うつ病が疑われる場合には断酒後3～4週間たってから診断の確定をするなど，判断する時期も重要である．

6．まとめ

合併する精神疾患の診断には正確さが求められるが，治療や対応には柔軟さが必要であり，経過の中で変わっていく状態や関係性を意識しながら，慎重に判断していくことが重要である．

文　献

1) 井上令一 監，四宮滋子・田宮　聡 訳：カプラン臨床精神医学テキスト　DSM-5 診断基準の臨床への展開　第3版．メディカル・サイエンス・インターナショナル，東京，pp691-700，2016.

2) 樋口　進：厚生労働科学研究費補助金　平成24年度総括分担研究報告書　アルコール・薬物依存症と他の重複障害の実態把握と治療モデルの構築に関する研究．2013.

3) Regier DA, Farmer ME, Rae DS, et al.：Comorbidity of Mental Disorders With Alcohol and Other Drug Abuse Results From the Epidemiologic Catchment Area（ECA）Study, JAMA 264：2511-2518, 1990.

Ⅱ 診断総論

4 合併身体疾患の解説

　アルコール性臓器障害とは，長期（通常は5年以上）にわたる多量飲酒が主な原因である臓器障害を指す．多量飲酒とは，1日平均純エタノール60g以上の飲酒をいう．ただし女性やアルデヒド脱水素酵素2活性欠損者では，1日40g程度の飲酒でもアルコール性臓器障害を起こしうる．慢性的な多量飲酒は，肝臓のみならず全身の臓器障害を引き起こす（表）[1]．各疾患において，軸評価に基づいた対応が必要である（図）．

　多量飲酒により起こる消化管病変は，食道や胃・十二指腸にとどまらず，小腸にまで出血性びらんや潰瘍などの病変を直接惹起する．また，下痢や吸収障害などが臨床上しばしば経験される．肝障害については，アルコールの過飲によりまず脂肪肝が惹起され，その後連続多量飲酒を繰り返すと，約10〜20%にアルコール性肝炎が発症する．肝炎が重症化せずに長期に多量飲酒をすると，緩徐に肝の線維化が進み，アルコール性肝線維症からアルコール性肝硬変に至る．1日平均純エタノール110g以上の飲酒を20〜30年以上続けているひとに多発するが，女性の場合はその3分の2の飲酒量で，飲酒期間も12〜20年程度で肝硬変に至る場合が多い．急性膵炎の成因の約34%，慢性膵炎の成因の約70%を多量飲酒が占める．10〜15年の経過で慢性化して，膵石などを伴う慢性膵炎に移行する．

　習慣的な多量飲酒は高血圧症の原因となる．少量の飲酒は虚血性心疾患の罹患率を減らすが，多量飲酒は虚血性心疾患の罹患率を増やし，また，心筋症や不整脈などの危険因子にもなる．脳血管障害については，少量飲酒であっても脳出血のリスクを増やす．多量飲酒は，脳梗塞を含めたすべての脳血管障害の危険因子となる．

表　習慣性の大量飲酒に伴う臓器障害[1]

消化器疾患	食道：食道潰瘍，食道炎，胃食道逆流症（GERD），食道静脈瘤，Mallory-Weiss症候群 胃・十二指腸：胃・十二指腸潰瘍，胃・十二指腸炎，急性胃粘膜病変（出血性胃炎） 小腸・大腸：びらん，下痢，吸収障害 肝臓：脂肪肝，炎炎，肝線維症，肝硬変 膵臓：急性膵炎，慢性膵炎
脳神経障害	ウェルニッケ脳症，コルサコフ神経病，小脳変性症，ペラグラ，アルコール性大脳萎縮，多発神経炎（アルコール性神経障害），脳卒中（脳出血，脳梗塞）
アルコール性筋症（ミオパチー）	横紋筋融解症
骨疾患	骨粗鬆症，大腿骨骨頭壊死
循環器疾患	高血圧症，アルコール性心筋症，虚血性心疾患，不整脈（心房細動など）
造血器障害	巨赤芽球性貧血，溶血性貧血，血小板減少
代謝障害	高脂血症，高尿酸血症，糖尿病
悪性腫瘍	口腔咽頭喉頭癌，食道癌，肝細胞癌，膵臓癌，大腸癌，乳癌
その他	外傷による骨折や頭蓋内出血

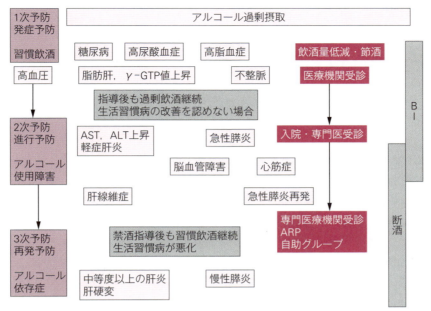

図　アルコール性臓器障害の進展度に応じた対応法
BI：ブリーフ・インターベンション，ARP：アルコール・リハビリテーション・プログラム

　多量飲酒者にはしばしば糖尿病が合併し，飲酒は糖尿病の増悪因子になり得る．膵臓障害に伴うインスリン産生の低下，末梢でのインスリン抵抗性増加に伴う糖の利用低下などが悪化の原因として挙げられる．飲酒に伴う高尿酸血症は，アルコール飲料中に含まれるプリン体が高尿酸血症をもたらすだけではなく，NADH/NAD比の上昇による高乳酸血症により尿酸の腎排泄が乳酸と拮抗し低下することや，酢酸代謝によるプリン代謝の亢進による尿酸の産生増加なども関与している．高脂血症については，長期にわたる飲酒は，血清中の中性脂肪を上昇させることが知られている．エタノールが肝臓で代謝される際の肝細胞内のNADH/NAD比の上昇による中性脂肪合成基質の増加や脂肪酸のβ酸化の抑制が起こり，肝臓内の中性脂肪が上昇する．

　その他の臓器障害として，ビタミン欠乏からウェルニッケ脳症，コルサコフ神経病や多発神経炎，アルコール性大脳萎縮からアルコール性認知症も引き起こす．アルコール性筋症，骨粗鬆症，大腿骨骨頭壊死など，整形外科疾患の危険因子ともなる．外傷による頭蓋内出血や骨折なども注意が必要である．また，飲酒は，口腔咽頭喉頭癌，食道癌，肝臓癌，膵臓癌，大腸癌，乳癌のリスクを上昇させる．

文　献
1) 堀江義則：飲酒と関連する内科的疾患．診断と治療 98：1921-1927, 2010.

Ⅲ 治療総論

1 治療の目標

　物質依存症の治療目標は依存物質の摂取を完全に止め続けることである．これが，もっとも安定的かつ安全な目標である．特に依存対象が違法性薬物である場合には，断薬が唯一の治療目標である．しかし，アルコール依存症や処方薬依存症のようなケースでは，使用量低減も治療目標になりうる．ここではまず，物質依存症の治療目標に関する一般的な推奨事項を表1にまとめた．また，臨床的にも使用量（飲酒量）低減が目標のオプションになりつつある，アルコール依存症の治療目標について，表2にその推奨事項をまとめた．なお，これらの推奨事項については，海

表1　物質依存症および使用障害の治療目標に関する一般的推奨事項

● 物質依存症の治療目標は，継続した断酒・断薬であり，これがもっとも安定的かつ安全な目標である．

● 特に非合法薬物に対する依存症や有害な使用の場合には，断薬が唯一の治療目標である．もし合法であっても，法的に摂取禁止が推奨されている場合（例えばアルコール依存症に伴い飲酒運転を繰り返す）には，それに従う．

● アルコールや処方薬等合法物質依存症については，使用量低減も治療目標になりうる．また，後者については，より安全性の高いまたは依存性の低い物質への代替えも考慮する．

● 治療目標設定に関しては，物質使用を続けた場合，止めた場合，減らした場合のメリットや問題点を患者に十分説明し，同意を得て設定する．

● 使用量低減目標に関しては，患者本人と家族等との間で意見の食い違う場合がある．目標を達成するためには，家族等からの支援も重要であるため，十分に説明のうえ，目標に関して家族等からも同意を得る努力をする．

● 依存症では，治療の継続が重要である．したがって，目標をめぐって治療からドロップアウトする事態は避けなければならない．例えば，患者が物質使用低減を主張するのであれば，それを目標にしてドロップアウトを避ける選択肢もある．その場合，当面の目標を低減にして，うまくいかなければ断酒・断薬に切り替える方法もある．

● 依存症まで至っていない合法物質の有害な使用ケースについては，患者本人が断酒・断薬を望む場合，またはその他特別な事情がない限り，使用量低減を治療目標にする．

● 治療目標は，単に断酒・断薬や物質使用の低減に留まらず，それによってもたらされる身体的・精神的健康状態や社会的機能の改善にあることも患者に理解してもらう．

表2　アルコール依存症の治療目標に関する推奨事項

● アルコール依存症の治療目標は，原則的に断酒の達成とその継続である．

● 重症のアルコール依存症や，明確な身体的・精神的合併症を有する場合，または，深刻な家族・社会的問題を有する場合には，治療目標は断酒とすべきである．

● 上記のようなケースであっても，患者が断酒に応じない場合には，まず説得を試みる．もし，説得がうまくいかない場合でも，そのために治療からドロップアウトする事態は避ける．一つの選択肢として，まず飲酒量低減を目標として，うまくいかなければ断酒に切り替える方法もある．

● 軽症の依存症[*1]で明確な合併症を有しないケースでは，患者が断酒を望む場合や断酒を必要とするその他の事情がない限り，飲酒量低減も目標になりうる．

● 理想的には，男性では1日平均40g以下の飲酒，女性では平均20g以下の飲酒が飲酒量低減の目安になる[*2]．

● 上記目安にかかわらず，飲酒量の低下は，飲酒に関係した健康障害や社会・家族問題の軽減につながる．

[*1]依存症の重症度に関する統一的見解はない．既述のICD-10の診断項目を満たした数やAUDITの点数などが参考になる．
[*2]この目安は，厚生労働省による第二次健康日本21の「生活習慣病のリスクを上げる飲酒」の基準をもとに作成した．

外における物質使用障害治療のガイドラインや既存の治療エビデンスや専門家のコンセンサスを基に作成した[1~3].

文　献

1）American Psychiatric Association（APA）：Practice Guideline for the Treatment of Patients with Substance Use Disorders, Second Edition. APA, 2010.

2）National Institute for Health and Care Excellence（NICE）：Alcohol-Use Disorders：Diagnosis, Assessment and Management of Harmful Drinking and Alcohol Dependecne. NICE, 2011.

3）Rolland B, Paille F, Gillet C, et al.：Pharmacotherapy for Alcohol Dependence：The 2015 Recommendations of the French Alcohol Society, Issued in Partnership with the European Federation of Addiction Societies. CNS Neurosci Ther 22：25-37, 2016.

Ⅲ 治療総論

2 治療の内容
1）心理社会的治療

　アルコール・薬物使用障害の心理社会的治療はこの20年で大きく変化をして，集団精神療法より認知行動療法へ大きくシフトした．さらには心理教育を取り入れ，ロールプレイなど生活技術訓練の要素を取り入れた治療が準備されている．

　認知行動療法はAT Beckらによって開発され，出来事や物事に対する認知に注目し，今までの出来事や物事に対する認知を自分自身で検討し，その認知を変えることで自分の行動や感情，生活を改善しようとする治療法である．アルコール研修を通して久里浜医療センター病院による久里浜版新認知行動療法が普及している[1]．ここでは患者自身がこれまでのアルコール使用に対する認知を検討，修正し，断酒という行動を目指すような認知行動療法に基づく治療プログラムが取り入れられている．変化のステージモデルはトランス・セオレティカル・モデル（TTM）に基づいて広く採用されている[2]．無関心期，変化について考える関心期，準備期，実行期，維持期と回復段階を5つのステージに分けて認知の変化の動機を包括的に高めていく．これらと並行して心理教育も準備され複合的に情報提供を行う．動機付け面接法はWRミラーらによって開発された「人間の変化」を支援することを基本として作られた．変化を促進するときに行われるチェンジ・トークなどの具体的な手法が説明されている[3]．

　松本らによって開発されたSMARPP（Serigaya Methamphetamine Relapse Prevention Program：せりがや覚せい剤依存再発防止プログラム）などの系統的な物質依存症治療プログラムも，薬物依存症に関する心理教育や治療動機の掘り起こし，回復のための社会資源に関する情報提供による再乱用防止プログラムである．このテキストでは治療ステージごとのより具体的な中間目標を明確にして繰り返し治療セッションへ誘う，統合型外来治療のマトリックスモデルを参考にしているが，わが国の実情に際して，さらには入院のプログラムでも活用できる[4]．

　家族介入にもこれらの手法を取り入れた家族と治療者のためのプログラムにCRAFT（Community Reinforcement and Family Training：コミュニティ強化と家族トレーニング）があり，治療を受け入れやすい環境を作ることによって，自ら治療を選んでもらうためにコミュニケーションを変えることを目的とする．家族に対する介入・支援の考え方については，従来の「突き放し」による「底つき体験」の誘導は，今日では危険と認識されており行動分析と家族の対応スキルの向上を目指す支援が主流となりつつある．吉田らによってわが国での普及が行われている[5,6]．

　一方でARP（Alcoholism Rehabilitation Program：アルコール依存症社会復帰プログラム）と呼ばれる従来の入院・外来治療プログラムも一つの柱となって治療の構造化が行われている．アルコール・薬物使用障害患者の治療に集団精神療法が好まれる背景には，否認といった防衛機制の打破，すなわち自己を洞察し，回復への動機づけを得るために，治療者よりも同じ病気の仲間の発言あるいは助言のほうが共感を得やすく，治療の中で主体的になることが期待できる点にある．このほかに専門病棟で構造化されたプログラムには絵画療法，ロールレタリング（役割交換書換法），ストレスマネジメントや運動療法などが取り入れられている．今道が指摘した集団精神

療法の治療的因子が①孤独からの開放（希望，普遍性），②疾病の認識（病識の獲得），③メンバーを介しての自己の客観化，④感情状態の同定，⑤内的葛藤の意識化（カタルシス），⑥自己評価と他者の受容（人間関係の習得），⑦危機の予防および危機における具体的対策の伝達（再飲酒予防），⑧自助グループへの抵抗の緩和（集団の力の発見），⑨断酒生活の喜びと意味の発見（価値の転換）であるとした点，また治療グループに対するセラピストの役割をグループ形成の維持，治療文化の創造と「here and now」の問題に焦点を向けさせ，プロセスの理解を助けるとしている点は現在でも生きている[7]．

　自助グループは「共通の問題を抱える者同士が支え合い，問題解決を図ろうとするグループ」で，医療モデルの治療構造にみられる「治療者」と「患者」という「縦の人間関係」はここにはなく，福祉ないし市民的モデルによる回復を目的とする．人間が本来持っている回復力や復元力に全幅の信頼を置いた人間観よりなる．アルコール・薬物使用障害に対する自助グループは断酒会，AA（Alcoholics Anouymous），NA（Naarcotics Anonymouse）があり例会（ミーティング）が行われている．治療者と自助グループとの連携は大切であり，自助グループはさまざまなメッセージを届けることを目的に病院や診療所，精神保健福祉センターなどを訪問する活動も行っている．全日本断酒連盟，AA日本ゼネラルサービスの連絡先は巻末の参考資料を参照．またアルコールにはマック，薬物にはダルクという回復者施設も地域に多様化して根付いている．これらの施設との連携もこれからは求められる．

文　献

1) 松下幸生：久里浜版新認知行動治療プログラム（GTMACK）．久里浜医療センター HP（www.kurihama-med.jp/info_box/al_5_9.html）．

2) Velasquez MM, Maurer G, Crouch C, et al.：Group Treatment for Substance Abuse：A Stages-Of-Change Therapy Manual. Guilford Pubn, NY, 2001（メアリー・マーデン・ヴェラスケス，ゲイリン・ガディ・マウラー，キャシー・クラウチ，他著：村上　優，杠　岳文 訳：物質使用障害のグループ治療．星和書店，東京，2012）．

3) Miller WR, Rollnick S：Motivational Interviewing：Helping People Change（Applications of Motivational Interviewing）. Guilford Pubn, NY, 2012（ウイリアム・R・ミラー，ステファン・ロルニック 著，松島義博，後藤　恵 訳：動機づけ面接法—基礎・実践編．星和書店，東京，2007）．

4) 松本雅彦，今井扶美：SMARRP-24 物質使用障害治療プログラム．金剛出版，東京，2015．

5) 吉田精次：アルコール・薬物・ギャンブルで悩む家族のための7つの対処法—CRAFT（クラフト）．ASK，東京，2014．

6) Smith JE, Meyers RJ：Motivating substance abusers to enter treatment. Guilford Pubn, NY, 2004（ジェーン・エレン・スミス，ロバート・J・メイヤーズ 著，境　泉洋，原井宏明，杉山雅彦 訳：CRAFT 依存症患者への治療動機づけ—家族と治療者のためのプログラムとマニュアル．金剛出版，東京，2012）．

7) 今道裕之：アルコール依存症—関連疾患の臨床と治療—．創造出版，東京，pp175-206，1986．

Ⅲ 治療総論

2 治療の内容
2）薬物治療

　物質依存症や有害な使用に関する治療では，既述の心理社会的治療が治療の主体になり，薬物治療は補助的役割を担う．覚せい剤や大麻等の違法性薬物依存症に関しては，未だ治療薬が開発されていない．したがって，これらの依存症については，物質使用に関連した幻覚，妄想，精神運動興奮などの精神・行動障害に対する対症療法としてのみ薬物は使用される．個々の薬物使用で引き起こされる症状や対症的治療薬使用については既存の成書を参考にしていただきたい．

　本稿では，治療薬物の開発が進んでいるアルコール依存症に焦点を当てる．表1では解毒治療，表2では再発予防に関する薬物治療のガイドラインを示す．なお，これらのガイドラインは，海外における物質使用障害治療のガイドラインや既存の治療エビデンスや専門家のコンセンサスを基に作成した[1~3]．

　アルコール依存症の再発予防のための薬物治療については，治療目標が断酒と飲酒量低減に分けてガイドラインを示す．断酒に関しては，エビデンスのレベルから，アカンプロサートが第一選択薬である．諸外国ではナルトレキソンも第一選択薬に挙げられているが，わが国では現在のところ臨床使用できないので，ガイドラインに含めなかった．長く断酒目的に使用されてきたジスルフィラムやシアナミドはエビデンスのレベルや副作用の面から第二選択薬とするのが妥当と

表1　アルコール依存症の解毒に関して推奨される薬物治療

- アルコール離脱症状の治療の第一選択薬は，ベンゾジアゼピン系薬物（BZD）である．その際，高齢者でない限り，ジアゼパムなどの長時間作用性 BZD の使用が推奨される．
- 離脱症状に対する薬物治療の適応や減量に関しては，離脱症状の程度と薬物の効果を繰り返し観察しながら，適切な使用量を決定する．その際，CIWA-Ar[*1]のような離脱症状の重症度評価スケールを使うことも推奨される．
- 通常は，ジアゼパムで1回2mg～10mg，1日3回投与で開始し，症状に応じて漸減してゆく．
- 離脱症状が軽度な場合（例えば CIWA-Ar が8点未満）など不要なケースには，薬物治療を行わない．
- BZD の使用にリスクを伴うケース（例えば，慢性呼吸器疾患，重症肝硬変，黄疸などを伴うケースや高齢者）で離脱症状の治療が必要な場合には入院治療を考慮する．
- 振戦せん妄，離脱けいれん発作，過去に振戦せん妄または離脱けいれん発作の既往のある場合，他の薬物依存症を合併する場合も入院治療を考慮する．
- 振戦せん妄の治療に関し，欧米では BZD の大量投与が推奨されている．わが国では，コンセンサスレベルのエビデンスではあるが，けいれん閾値に影響の少ないハロペリドールや非定型抗精神病薬が BZD と併用されてきている．
- 離脱けいれん発作を起こした場合またはその既往のある場合は，他の離脱症状が軽症であっても，上記のように BZD を使用する．
- BZD は，症状の改善とともに減量し，使用は原則的に7日以内とする．また，離脱症状が遷延する場合でも，その使用は4週間を超えないようにする．
- 患者の栄養状態を考慮し，必要な場合にはチアミノンを投与する．
- 高齢者の治療には，ロラゼパムのような短時間作用性 BZD を使用する．その際，使用量は上記ジアゼピン量の 1/2～2/3 程度（ロラゼパム換算：1回 0.25～1.6 mg）とする．
- 離脱症状の治療が必要な妊婦についても，BZD の使用が推奨される．

[*1]CIWA-Ar : Clinical Institute Withdrawal Assessment-Alcohol, revised.

22　第1章　総論

表2　アルコール依存症の再発予防に関して推奨される薬物治療

治療目標が断酒

● アルコール依存症の治療目標は，原則的に断酒の達成とその継続である.

● アカンプロサートが第一選択薬である. 1回333 mg 錠を2錠, 1日3回食後に服用する. 服用期間は原則的に6か月であるが，必要に応じてさらに延長も考慮する.

● ジスルフィラムやシアナミドは，断酒への動機づけがある患者に使用する第二選択薬である. 使用に際しては，その作用機序や副作用について十分に説明する. 特にシアナミドは肝障害を引き起こしやすいので，肝機能のモニターをしながら使用する. 服用期間は6～12か月とする.

● 断酒を維持するために，薬物のアドヒアランスを高めるように配慮する.

● 心理社会的治療の併用も，断酒の維持に重要である.

治療目標が飲酒量低減

● 軽症の依存症で明確な合併症を有しないケースでは，飲酒量低減が治療目標になりうる.

● より重症な依存症のケースであっても本人が断酒を希望しない場合には，飲酒量低減を暫定的な治療目標にすることも考慮する. その際，飲酒量低減がうまくいかない場合には断酒に目標を切り替える.

● 治療薬物としてナルメフェンを考慮する[*2].

● 毎日の飲酒量のモニタリングなどの心理行動療法の併用が重要である.

[*2]現時点で臨床使用は認められていない.

判断された.

　飲酒量低減に関しては，現在ナルメフェンの治験が進んでおり，近い将来臨床使用が可能となるかもしれない. そのため，ナルメフェンもガイドラインに加えた.

文　献

1) Mayo-Smith MF：Phamacological management of alcohol withdrawal：a meta-analysis and evidence-based practice guideline. JAMA278：144-151, 1997.

2) Soyka M, Kranzler HR, Berglund M, et al.：World Federation of Societies of Biological Psychiatry（WFSBP）Guidelines for Biological Treatment of Substance Use and Related Disorders, Part 1：Alcoholism. World J Biol Psychiatry 9：6-23, 2008.

3) Rolland B, Paille F, Gillet C, et al.：Pharmacotherapy for Alcohol Dependence：The 2015 Recommendations of the French Alcohol Society, Issued in Partnership with the European Federation of Addiction Societies. CNS Neurosci Ther 22：25-37, 2016.

Ⅲ 治療総論

2 治療の内容
3）ブリーフインターベンション

1．ブリーフインターベンションとは

　　ブリーフインターベンション（Brief Intervention：BI）は，1982年に始まったWHOの多国間共同研究事業の中で，その有効性を検証しながら開発されてきたものである．その後，プライマリケアを中心にその有効性を示す数多くのエビデンスが蓄積され，アルコール依存症の手前の段階にある有害な使用，あるいは危険な使用者に対して飲酒量低減をもたらす有効な二次予防策として確立されている[1]．こうした点から，米国予防医療専門委員会（USPSTF）はプライマリケア医に対して「18歳以上の者にアルコール乱用のスクリーニングをし，危険な飲酒とされた場合には，BIを行う」ことを推奨している[2]．

　　BIは，飲酒に限らず生活習慣の行動変容を目指す短時間の行動カウンセリングとされる．動機付け面接やコーチングといった面接技法が基になるが，「共感する」，「励ます」，「誉める」が面接の際のキーワードである．BIに，定訳はなく，「簡易介入」や「短時間介入」と訳されることもある．特定保健指導の中では「減酒支援」として扱われている．

2．飲酒量低減指導技法としてのBIの基本および進め方

　　BIは，短時間のカウンセリングであり，指示や指導とは異なる．このため，臨床場面では，医師よりも「支持」的態度を取りやすい臨床心理士，看護師，保健師，栄養士などのコメディカルスタッフが行うことが望ましい．医師の場合は，疾患についてのもっとも望ましい行動目標と対処法を伝える役割を担い，また時間の制約もあってどうしても指導的，教示的にならざるを得ない立場にあるからである．

　　BIを行う際のポイントを以下に述べるが，いずれも他の生活習慣の行動変容におけるものと同じと考えてよい．

①クライエントの飲酒問題とその程度を客観的にフィードバックする

　　クライエントの飲酒問題がどの程度であるのか，AUDITなどのスクリーニングテストや飲酒量のランキング表（表1）などを用いて客観的に評価し，結果を淡々と伝える．具体的かつ客観的で自らの問題としてクライエントの心に響くフィードバックが有用である．AUDITでは，8点以上を「危険な使用」としてBIを行い，15点以上を「アルコール依存症の疑いあり」として専門医療機関受診につなげることが推奨されている．

②達成可能な当面の目標をクライエント自身に設定してもらう

　　7～8割の頑張りでできそうな具体的な飲酒の数値目標を自分で立ててもらう．次に挙げた4つの目標設定の方法の中から，自分にできそうなものを1つないし2つ選んで，具体的な目標を設定してもらう．

24　第1章　総　論

表1　あなたの1日の飲酒量は同じ年代100人中上から何番目でしょうか?

		20~39歳	40~59歳	60~74歳		20~39歳	40~59歳	60~74歳
上位3位		7ドリンク	4	2		14ドリンク	12	8
5位		6	3	2		13	9	7
10位		4	2	1		9	7	6
20位	女	2	1	1	男	6	6	4
30位		2	1	0		4	4	4
40位		1	1	0		3	4	3
50位	性	1	1	0	性	2	3	2
60位		1	0	0		2	2	1
70位		0	0	0		1	1	1
80位		0	0	0		1	1	0
90位		0	0	0		0	0	0

例えば，1日6ドリンク飲酒する45歳の男性であれば，同年代男性で上位20位とフィードバックできる.
1ドリンク＝純アルコール含量10 g. （HAPPYプログラムより）

- 1か月間で多く飲む日の量と日数の上限を何日と決める（多量飲酒日限定型）.
- 1か月間にまったく飲まない日数の下限を何日と決める（休肝日設定型）.
- 1週間の総ドリンク数（あるいは1日のドリンク数）を「○○ドリンクまで」と決める（酒量限定型）.
- 夜10時以後は飲まないなど，独自の工夫や節酒ルールを作る（独自型）.

③目標達成に役立つ具体的な対処法を一つ以上考えてもらう

　節酒・断酒のために自分でもできそうな具体策（コップを小さくする，お湯割りのお湯の量を増やすなど）を例示し，その中から選んでもらう．セルフモニタリングは，飲酒日記の記入を続けるもので，有効性が確認されている対処法の一つである．毎日の飲酒量をドリンク数に換算して記録を付けてもらうとより効果が期待できる.

④目標達成できた時の変化を遂げた自身の像をクライエントに思い描かせる

　カウンセリングの中ではクライエントに自らが目標達成できた時の生活や健康面での変化をイメージ，予測してもらう．具体的なイメージができるほど目標達成の可能性も高くなる.

3．BIの補助ツール：HAPPYプログラムとSNAPPY-CAT飲酒チェックツール

　わが国で用いられているBIの補助ツールの一つがHAPPYプログラムである．HAPPYプログラムは，医師が行う教育や指導をビデオやテキストの教材にし，医学的専門知識の少ないコメディカルスタッフにも介入しやすいように構造化されたBIのパッケージツールである．その他に，職域などでは5~10人程度の集団での介入を目的に作成された「集団節酒指導プログラム」も用いられている.

　HAPPYプログラムは，肥前精神医療センターが主催する研修会等の受講によりその使用権が付与される[3]．SNAPPY-CAT飲酒チェックツールは，フィードバックを中心に作成されたWEB上のBIツールで，自由にアクセスできる[4].

文　献

1) Bien TH, Miller WR, Tonigan JS, et al.：Brief interventions for alcohol problems：a review. Addiction 88（3）：315-336, 1993.

2) Moyer VA：Screening and behavioural counseling interventions in primary care to reduce alcohol misuse：US Preventive Services Task Force Recommendation Statement. Ann Intern Med159：210-218, 2013.

3) 肥前精神医療センター教育研修　ホームページ（http://www.hizen-hosp.jp/modules/doctor/index.php?content_id=12）.

4) SNAPPY-CAT（https://www.udb.jp/snappy_test/）.

IV 疫学

1 飲酒パターンとアルコール健康障害

1．成人の飲酒パターン

①平均アルコール消費量の推移：1年間にわが国で消費された総アルコール量を成人人口で割った値が平均飲酒量である．この値は第二次大戦後一貫して上昇していたが，1990年代半ばにピークを迎えた後に漸減してきている．WHOによると，わが国の年平均アルコール消費量は純アルコール換算で2003～2005年の平均値は8.0 Lであったが，2008～2010年には7.2 Lに下がっているという[1]．しかし，わが国のこの消費レベルは世界的にみて決して少ないほうではない．例を挙げると，多くのヨーロッパ諸国のレベルより低いが，米国やカナダのそれとほぼ同レベルである．また，アジアの新興大国の中国やインドに比べると，はるかに高いレベルにとどまっている．

②飲酒者の割合：表は，2003年から5年ごとに行われたわが国成人に対する飲酒実態調査結果の一部を示している[2]．表のように，飲酒者の割合は男女ともほぼ横ばいで，男性が83～84%，女性が63%程度で推移している．ここでいう飲酒者とは，調査前1年以内に少なくとも1回飲酒した者である．飲酒率に関して注目に値するのは，20歳代の若年女性である．同じく2003年，2008年，2013年と3回の調査結果をみてみると，それぞれ80%，90%，84%であった．これに対して男性の割合は，90%，84%，84%で，2008年には同年代の男性の割合を凌駕し，2013年も男性と同じ割合を示していた．

③生活習慣病のリスクを上げる飲酒者：厚生労働省は「第二次健康日本21」で，生活習慣病のリスクを上げる飲酒を，1日平均男性では40グラム以上，女性では20グラム以上と定義している．また，このような飲酒者を平成25年から10年間で15%低減させることを目指している．表のように，2003年から2013年の10年間に，男性，女性，全体，いずれも低下しており，特に男性は25%近く低下している．

2．アルコール使用障害と依存症

アルコール使用障害はDSM-5で診断基準が示されている．ICD-10では，依存症に有害な使用を加えた概念として記載されている．しかし，使用障害者の割合に関するデータは既存の調査では報告されていない．仮にAUDITで12点以上を使用障害とみなすと，2003年から2013年に男女ともに低下傾向を示している（表）[2]．

しかし，逆にアルコール依存症者は，ICD-10による過去12か月の有病率も生涯有病率の推計値も増加傾向にある．これらの率を基にした推計数（生涯）は，2003年が81万人，2013年が107万人であった[2]．

厚生労働省が3年に1度実施している患者調査の結果によると，総患者数（調査日現在におい

表　成人の飲酒パターンとアルコール健康障害の変化[*1]

項目	2003 年（%）			2013 年（%）		
	男性	女性	合計	男性	女性	合計
飲酒者[*2]	83.6	62.5	72.3	82.9	63.3	72.9
アルコール使用障害[*3]	13.5	1.7	7.0	10.2	1.4	5.3
アルコール依存症[*4] 過去 12 か月	0.5	0.0	0.3	1.0	0.1	0.5
アルコール依存症[*4] 生涯	1.5	0.2	0.8	1.9	0.2	1.0

[*1] 2003 年，2013 年に実施されたわが国成人の飲酒実態調査結果からの抜粋値[2].
[*2] 調査前 1 年間に少なくとも 1 回以上飲酒した者.
[*3] AUDIT の得点が 12 点以上の者.
[*4] ICD-10 のアルコール依存症の診断ガイドラインを満たす者.

て，継続的に医療を受けているアルコール依存症患者数）の推計値は，1999 年が 4.4 万人，2002 年が 4.9 万人，2005 年が 5.1 万人，2008 年が 5.0 万人，2011 年が 4.3 万人，2014 年が 6.0 万人となっている．2011 年は震災の影響があったことなどを加味すると，全体的に増加傾向にあるようだ．それにしてもその数は前述の ICD-10 による推計値の 5%程度で，大多数の患者は依存症治療を受けていないと推定される．

しかし，彼らは医療機関にかかっていないわけではない．2013 年の実態調査によると，アルコール依存症と同定された者の 80%以上が過去 1 年間に医療機関を受診していたという．残念ながら，依存症治療に結びつかなかっただけのようである．

文　献

1) World Health Organization：Global Status Report on Alcohol and Health 2014. World Health Organization, 2014.
2) Osaki Y, Kinjo A, Higuchi S, et al.：Prevalence and Trends in Alcohol Dependence and Alcohol Use Disorders in Japanese Adults；Results from Periodical Nationwide Surveys. Alcohol Alcohol 51（4）：465-473, 2016.

Ⅳ 疫学

2 薬物乱用・依存の疫学

1．一般住民における薬物使用の疫学

　わが国には，一般住民における薬物使用障害の有病率に関する疫学情報は存在しないが，国内の薬物乱用状況に関して，薬物使用の生涯経験率（これまでに一度でも薬物使用経験のある者が占める割合）や薬物使用者人口といった疫学情報が報告されている．国立精神・神経医療研究センターの「薬物使用に関する全国住民調査」[1]は，一般住民を対象とした薬物使用に関する疫学調査である．15～64歳までの男女5,000名を年齢・性別・居住地に偏りがないように，住民基本台帳から無作為に抽出する（層化二段無作為抽出法）．選ばれた対象者に対して，調査員の戸別訪問による自記式調査（無記名）を行う．この調査は，1995年より隔年で実施されており，一般住民における薬物使用状況の経年変化をつかむことができるわが国で唯一のモニタリング調査でもある．

　最新調査（2017年）によれば，薬物使用の生涯経験率（これまでに一度でも薬物使用経験のある者が占める割合）は，大麻1.4%，有機溶剤1.1%，覚せい剤0.5%，コカイン0.3%，危険ドラッグ0.2%，MDMA 0.2%，いずれかの薬物2.3%と報告されている．使用経験者の平均年齢は，有機溶剤がもっとも年齢が高く（49.2歳），大麻（46.2歳），覚せい剤（44.5歳），コカイン（43.7歳），MDMA（40.6歳），危険ドラッグ（36.5歳）の順に若くなる．また，それぞれの薬物使用者を一般人口に換算すると，大麻（約133万人），有機溶剤（約104万人），覚せい剤（約50万人），コカイン（約26万人），危険ドラッグ（約22万人），MDMA（約15万人），いずれかの薬物（約216万人）と推計される．なお，ヘロイン経験者は調査対象者の中では使用者がみられなかった．

　生涯経験率は，過去の経験を対象としているため，必ずしも近年の薬物使用状況を反映したものとは限らない．薬物使用の動向を捉えるならば，本来，過去1年以内の薬物使用経験といった直近の経験を指標とすべきである．しかし，わが国では薬物使用自体がまれな事象であるため，直近の経験は統計誤差範囲にとどまり，データとならない現状にある．また，これまでの使用回数や，依存の程度を把握することはできない．

　こうした限界があるとはいえ，同一デザインでモニタリングを続けることで，経年的変化をある程度はつかむことができる．図1に1995年～2017年における生涯経験率の推移を示した．有機溶剤の生涯経験率が減少傾向にある一方で，大麻の生涯経験率が年々上昇し，2017年調査では有機溶剤を上回り，大麻がわが国でもっとも乱用される薬物となった．危険ドラッグは，2013年（0.4%），2015年（0.3%），2017年（0.2%）と減少傾向にある．覚せい剤とMDMAは横ばいで推移している[2]．

28　第1章　総論

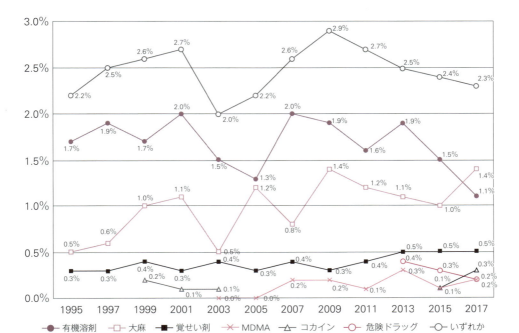

図1 一般住民（15～64歳）における薬物使用の生涯経験率の推移（1995～2017年）
（嶋根卓也，他：薬物使用に関する全国住民調査（2017年）．平成29年度厚生労働科学研究費補助金医薬品・医療機器等レギュラトリーサイエンス政策研究事業「薬物乱用・依存状況等のモニタリング調査と薬物依存症者・家族に対する回復支援に関する研究」分担研究報告書，pp7-148，2018[2)]より引用改変）

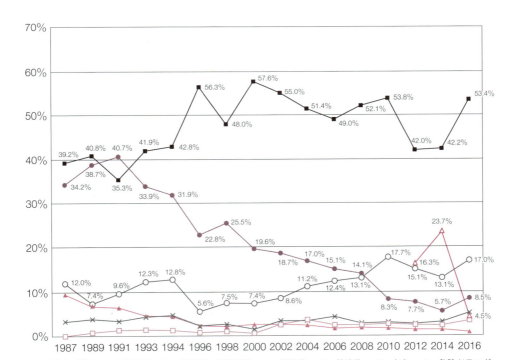

図2 精神科医療施設における薬物使用障害患者の「主たる薬物」の推移（1987～2016年）
（松本俊彦，他：全国の精神科医療施設における薬物関連精神疾患の実態調査．平成28年度厚生労働科学研究費補助金医薬品・医療機器等レギュラトリーサイエンス政策研究事業「危険ドラッグを含む薬物乱用・依存状況の実態把握と薬物依存症者の社会復帰に向けた支援に関する研究」総括・分担研究報告書，pp101-136，2017[3)]より引用）

2．薬物使用障害患者における「主たる薬物」

「全国の精神科医療施設における薬物関連精神疾患の実態調査」は，国立精神・神経医療研究センターで1987年から実施されている全国調査である．精神科医療施設に入院・通院中の薬物関連精神障害患者（アルコールを除く）が対象であり，主治医による診療録転記によって患者情報を収集する．報告症例のみの情報であるため，患者数等を推計することはできないが，当該患者の主たる薬物（現在の精神科的症状に関して，臨床的にもっとも関連が深いと思われる薬物）を追うことで，薬物使用障害患者の動向をつかむことができる．図2に1987年から2016年までの薬物使用障害患者の比率を示した．覚せい剤症例が占める割合が高い状態が続いている．有機溶剤症例は1990年代以降，急激に減少している．2012年に登場した危険ドラッグ症例は，2014年にピークを迎え，その後急速に減少した．一方，ベンゾジアゼピン（BZ）系の睡眠薬・抗不安薬症例は増加傾向にあり，2016年には覚せい剤症例に次ぐ患者群となった．

文　献

1) 国立精神・神経医療研究センター精神保健研究所薬物依存研究部ホームページ（研究報告書）（http://www.ncnp.go.jp/nimh/yakubutsu/report/index.html）
2) 嶋根卓也，邱冬梅，和田清：薬物使用に関する全国住民調査（2017年）．平成29年度厚生労働科学研究費補助金医薬品・医療機器等レギュラトリーサイエンス政策研究事業「薬物乱用・依存状況等のモニタリング調査と薬物依存症者・家族に対する回復支援に関する研究」分担研究報告書．pp7-148，2018.
3) 松本俊彦，伊藤翼，高野歩，他：全国の精神科医療施設における薬物関連精神疾患の実態調査．平成28年度厚生労働科学研究費補助金医薬品・医療機器等レギュラトリーサイエンス政策研究事業「危険ドラッグを含む薬物乱用・依存状況の実態把握と薬物依存症者の社会復帰に向けた支援に関する研究」総括・分担研究報告書．pp101-136，2017.

column

連続飲酒

　飲酒や薬物使用をコントロールできないこと（loss of control）は，依存症のもっとも重要な特徴と捉えられており，ICD-10 など現行の診断基準の重要な要件になっている．このコントロール喪失はさまざまな形をとる．飲酒に関する例を挙げると，1．飲酒前に考えていたより，より長い時間，またはより大量に飲酒すること，2．飲酒してはいけない状況でも飲酒してしまうこと，3．医師から飲酒を止められているにもかかわらず飲酒すること，4．飲酒を減らすか，止めようと努力したがうまくいかないこと，などである．連続飲酒はこのコントロール喪失飲酒の典型で，治療に訪れる多くの依存症者が経験している．この連続飲酒では，日本酒換算で 2〜3 合の酒を数時間おきに飲み続け，絶えず体にアルコールのある状態が，数日から数か月も続く．1 回の飲酒量はこれより多いことも，少ないこともある．連続飲酒の間，食事を摂ることはほとんどない．初めは，酔いを求めてこの飲酒パターンを始めても，やがて酒が切れると離脱症状が出るので，それを抑えるために飲む，というパターンに変わっていく．長く断酒していても一度飲み始めると，短い時間でまた，この連続飲酒に戻ってしまうのが依存症の特徴である．アルコール依存症のもっとも安全かつ安定的な治療目標が断酒である最大の理由はここにある．

V 法的事項と支援者や家族に対する対応

1 法的事項

　本稿では，患者の違法薬物使用に遭遇した医療者の対応，さらには，その医療者が公務員である場合の対応について，関連する法令とその解釈を整理したい．

1. 麻薬および向精神薬取締法の届出

　①麻薬中毒と届出義務：いかなる規制薬物に関しても医療者に警察通報を義務づけた法令は存在しないが[1]，医師に限っては，「都道府県知事への届け出」の義務が生じる場合がある．

　それが，麻薬及び向精神薬取締法（以下，麻向法）第58条の2に定められた届出義務である．本条は，「医師の診察の結果受診者が麻薬中毒者であると診断したときには，すみやかに，その者の氏名，住所，年齢及び性別その他厚生労働省令で定める事項をその者の居住地の都道府県知事に届け出なければならない」と定めており，「麻薬中毒」と診断しながらも届出を怠った場合には罰則の規定がある．ただし，「麻薬中毒」の定義が明確ではなく，実際には，診断は医師の裁量に委ねられている．

　なお，本条でいう「麻薬」とはあくまでも行政用語であり，ヘロイン，コカイン，LSD，MDMA（いずれも医学的には「麻薬」にあたらない）などの麻向法規制対象薬物を指し，あへんや大麻など，他の法令によって規制されている薬物も含む（ただし，覚せい剤は含まれない）．

　②届出とその後の流れ：ある患者を麻薬中毒と診断をした場合には，医師はまず都道府県の薬務課に電話で連絡しなければならない．この連絡をもって，都道府県知事に通報したことになる．

　届出を受けた薬務課は，当該患者を自治体の麻薬中毒者台帳に登録するとともに，地方厚生局麻薬取締部を介して厚生労働省に報告する．また，自治体薬務課職員である麻薬取締員は，その患者が通院・入院している病院へと出向いて患者と面会し，環境調査を行う．

　この環境調査は，精神保健指定医による診察（58条第6項）の必要性，麻向法による措置入院の要否に関する判断をするとともに，医療・保護の必要性と本人の治療意欲を評価することを目的としている．入院とならなかった場合，あるいは，措置入院後に退院となった場合には，自治体薬務課職員および麻薬取締部職員による定期的な面談が行われる．

2. 麻向法届出対象薬物以外の規制薬物への対応

　①覚せい剤使用を知った場合：患者の覚せい剤使用に関して医療者に警察通報を義務づけた法令はないが，だからといって，医療者が警察通報することも許容されている．刑事訴訟法第239条第1項には，「何人でも犯罪があると思料するときは，告発をすることができる」とあり，捜査機関に対して犯罪事実を告発することは守秘義務には反さないと解釈されている．

　ただし，告発に際して，医療機関で採取した尿などの検体を警察に提出するのは問題である．

検体の所有者は患者であり，患者に無断で治療以外の目的で使用することはできない．提出にあたっては，患者の承諾を得たうえで再度採尿する必要がある．

一方，覚せい剤使用の結果，患者の「自傷・他害のおそれ」が切迫している場合には，患者や想定される被害者の生命を守るために，警察を要請する必要がある．そして，この「おそれ」が覚せい剤精神病などの精神障害によるものであれば，精神保健福祉法第23条の警察官通報により対応されることとなる．

②大麻使用を知った場合：大麻の場合，わが国では単純使用は犯罪を構成しない（所持は犯罪）ことから，警察通報は守秘義務違反とみなされる可能性がある．しかしその一方で，麻薬中毒者の基準を満たす場合（麻薬に対する精神的身体的依存にある状態）には，麻向法第58条の2の届出義務が生じる．

3．医療者が公務員である場合の対応

国公立病院に勤務する医療者は医師や看護師である以前に公務員である．すべての公務員は，刑事訴訟法第239条第2項の規定「官吏又は公吏は，その職務を行うことにより犯罪があると思料するときは，告発をしなければならない」により，犯罪告発義務が課せられている．

しかし，同条に関しては，公務員の職務上正当と考えられる程度の裁量は許容されている．『地方行政実務の法律相談上巻』[2]には，「公立中学校の生活指導担当教諭が，喫煙をしている生徒を見つけたが，いまだ生活指導の余地ありとして，教育上の見地から告発をしないことは，事情によっては『職務上正当』と認められる」という例が挙げられている．したがって，相談支援・医療などを本務とする公務員が，職務（相談支援医療）上正当な理由があれば，告発義務よりも守秘義務を優先することは可能である．

なお，公務員としての告発は，所属機関の長の名義で行う．このため，機関としての意向を広く社会に表明する意味を持ち，告発することが，当該行政機関の今後の業務遂行に重大な支障を生じる場合もある．そのような場合には，告発しないという判断は許容されるという[3]．

文　献

1) 松本俊彦：薬物依存症臨床の倫理—医療スタッフ向け行動指針．精神神経学雑誌 115（第 108 回学術総会特集号）：SS1–9，2013.
2) 関　哲夫：地方行政実務の法律相談上巻．ぎょうせい，東京，1982.
3) 安冨　潔：刑事訴訟法．三省堂，東京，2009.

V 法的事項と支援者や家族に対する対応

2 支援者に求められるスキル

1. 支援者がもつべきスタンス

　アルコール・薬物使用障害の治療・支援において，支援者に求められるスキルとは何か．医学的な知識や技術を身に着けていることは当然として，支援者の患者に対するスタンスが重要である．

　物質使用障害，特に依存症には誤解や偏見がついて回る．依存症は，診断基準に示された項目を満たすことで診断される物質使用上のコントロール障害である．意志や精神力で対処できない「病気」であることを理解しておく必要がある．

　反省，叱責，罰などで解決するものではなく，これらはかえって治療の妨げになることが多い．断酒・断薬の強要や再飲酒・再使用の叱責は禁忌であることに留意したい．止めようと思っても飲酒したり薬物を使ってしまったりすることは，依存症の「症状」である．この認識を持っていないと強要したり叱責したりしてしまう．うつ病患者に「元気がない」「元気を出せ」と責めることがないように，依存症患者に「飲むな」「使うな」「やめろ」と責めてはいけない．強要や叱責は，より飲酒や薬物使用に向かわせることを知っておきたい．

　これまで，依存症は他の精神疾患とは別の扱いをされてきた．専門病棟で専門プログラムを行い，専門とする医師が治療に当たってきた．一般の医師は専門外としてかかわりから外されてきた．これは，これまでの依存症治療では，進行した重症患者ばかりを対象としてきたことにも一因がある．たとえば，わが国には100万人を超えるアルコール依存症患者がいると推測される状況で，医療につながった患者は5万人にも満たない．診断基準に照らすと，依存症はきわめてありふれた疾患である．「この人はまだ軽い」と見落すことなく，早期発見早期介入を心がける必要がある．

2. 陰性感情・忌避感情をもたないこと

　患者にかかわる際の重要な対応スキルとして，依存症患者に対して陰性感情・忌避感情をもたずに，一人の患者として敬意をもってかかわれるか否かが重要なポイントとなる．依存症患者には対人関係の問題がある．たとえば，「自己評価が低く自信を持てない」「人を信じられない」「本音を言えない」「見捨てられる不安が強い」「孤独で寂しい」「自分を大切にできない」などの特徴を持つことが多い．人に安心して相談したり正直な思いを話したりすることができないため，アルコールや薬物に酔って気分を変え続けた結果，依存症となる．とすると，依存症患者の飲酒・薬物使用は，「人に癒やされず生きにくさを抱えた人の孤独な自己治療」という視点が大切である．

34　第1章 総論

表　依存症患者への望ましい対応[1]

1	患者ひとりひとりに敬意をもって接する.
2	患者と対等の立場にあることを常に自覚する.
3	患者の自尊感情を傷つけない.
4	患者を選ばない.
5	患者をコントロールしようとしない.
6	患者にルールを守らせることにとらわれすぎない.
7	患者との1対1の信頼関係づくりを大切にする.
8	患者に過大な期待をせず，長い目で回復を見守る.
9	患者に明るく安心できる場を提供する.
10	患者の自立を促すかかわりを心がける.

3．依存症患者に対する望ましい対応

　このように依存症患者を理解すると，望ましい対応は自ずと明らかである．望ましい対応を10項目にまとめる（表）．これらは依存症患者に特別な対応ではなく，あらゆる精神疾患の患者に対して当たり前に心がけるべきことである．これを依存症患者に対してもできるか否かが問われることになる．そうは言っても，依存症患者はトラブルを起こしやすく，指示に従わないこともしばしばみられる．このような場合，問題は依存症の症状であることが多いのにもかかわらず，それらはしばしば見落されている．先に挙げた依存症患者の特徴を知っていると，患者の行動の理由を理解しやすい．指示に応じないのは支援者を信用していないからである．あるいは患者ができないことを指示しているからである．患者は信頼できる拠り所を求めているが，容易に信頼関係を持てないため，酒や薬物に酔うという対処法を繰り返してしまう．

　以上を踏まえると，支援者は患者と信頼関係を築くことの重要性が理解できるはずである．そのためには，支援者が患者に対して苦手意識や陰性感情を持たないことが大切である．強要や叱責が反治療的なのは，それがたとえ善意からであっても，信頼関係がなければ患者の「コントロール」であり「支配」となるからである．

　支援者に求められるスキルとして大切なことは，知識や技術的なこと以上に，依存症患者に対する誤解や偏見から解放され，「共感」できることである．強要ではなく「提案すること」，叱責ではなく「懸念を伝えること」が基本となる．信頼関係が築け，人に癒やされるようになったときに，患者はアルコールや薬物に酔う必要はなくなっていく．

　依存症患者の治療を困難にする最大の原因は，支援者の患者に対する陰性感情・忌避感情である．支援者は，患者を「病者」として誠実に向き合うことが求められる．依存症患者は決して特別な人ではなく，依存症治療は決して特別なものではない．依存症患者を特別にしているのは，支援者の意識にほかならない．

文　献

1) 成瀬暢也：薬物患者をアルコール病棟で治療するために必要なこと．日本アルコール薬物医学会雑誌 44：63-77，2009.

V 法的事項と支援者や家族に対する対応

3 家族への対応

1．家族への対応の目的

「家族支援は本人支援，本人支援は家族支援」と言われるように，アルコール依存症を含む飲酒問題を抱える本人の家族への対応はきわめて重要である．その目的は，家族への支援が適切に行われることによって，①本人が治療につながり回復する，②本人の問題行動が軽減する，③家族自身が健康を取り戻す，の3点を達成することである．家族は本人の回復のためのもっとも重要な資源であり，家族自身も健康になる必要があるという認識が大切である．

2．家族への対応に求められる業務

家族への対応に求められる具体的な業務としては①初回面接，②継続的なサポートの提供，③アルコール依存症への理解を深めるとともに，効果的な対応法を学習・修得する機会の提供が挙げられる．

初回面接では家族の苦労を受け止め，問題解決の希望があることを明確に伝えることがまず重要である．家族が相談に訪れたことで問題解決へ向けて動き出していることを説明し，本人が受診しなければどうしようもないという誤った悲観論を語ってはならない．どの治療も同様であるが，初回面接がその後の経過を決定づける．家族相談を決してなおざりにせず，担当医がていねいに行うことが望ましい．問題の全貌を聴取すると同時に，面接の場が苦しい思いを持ち続けてきた家族の心情を吐露できる場所となるべきである．家族がこれまでやってきた対応の間違いを指摘するだけでは，いたずらに罪悪感と自責を増幅するだけで，本人や家族の回復にはつながらない．初回面接の後，3つの目的を達成するために家族相談を継続していくが，そのためには家族の問題解決への動機が強化されることが不可欠である．治療継続の中で，支援の焦点はアルコール依存症の理解と効果的な対応へと課題が移っていくが，事態がすぐに好転しなくても，家族をサポートし続けていくことが重要である．家族向けの勉強会や家族会を定期的に開催していくことも大切である．

3．家族への対応に必要な技術

本人との対応を効果的に行うための考え方とスキルを家族に提供するためのツールとしてCRAFT（Community Reinforcement And Family Training：コミュニティ強化と家族トレーニング）を推奨する．従来の家族支援では「相手を変えようとしないこと」「イネイブリング*を止めること」などが家族に提案されてきたが，「〜しない」という提案ばかりで，家族がどうすればよいのかについての具体的なアイデアに乏しかった．CRAFTではこれまで家族がやってきたがうまくいか

36　第1章　総論

なかった方法に代わる効果的な方法を提案する．家族はこの問題についての正しい考え方と効果的な対応法を学んでいくが，CRAFTで重要視しているのは練習と実践を繰り返しながら，家族がスキルを習得していくところまで援助することである．従来の技法よりも治療導入率が高く（従来型が10%〜30%に対し，CRAFTは60%以上），家族のメンタル面の改善効果が非常に高いことが報告されている．CRAFTは①家族の動機づけ②問題行動の機能分析③暴力への対応④効果的なコミュニケーション⑤望ましい行動の強化⑥望ましくない行動を強化しない⑦家族自身が楽になる⑧患者に治療を提案する，の8つのメニューで構成されている[1,2]．④〜⑧の具体的なスキルの習得を通して，相手との関係性を修正していくことで相手の行動に変化を生む．今日から始められることを発見し，練習し，実践する，やってみて問題があれば修正する，これを繰り返すことで家族は着実に力をつけていく．家族支援のみならず本人への治療・援助にも効果的な考え方とスキルが多く含まれており，治療者のスキルアップにも非常に役立つ．

＊イネイブリング：周囲がその人のために良かれと思ってやったことがかえって問題を悪化させてしまうこと．

4．家族への対応の留意点

　家族のかたちはさまざまであり，一律の対応ではうまくいかない．多様性に対応していかねばならないが，基本的な心構えは「ていねいに，親身に対応すること」に尽きる．家族は本人の回復には不可欠で重要な存在であるという位置づけがぶれないように注意し，今，目の前にいる家族に合った考えやスキルを提供することに留意する．

文　献

1) Meyers RJ, Wolfe BL：Get Your Loved One Sober：Alternatives to Nagging, Pleading, and Threatening. Hazelden Pub, MN, 2004（ロバート・メイヤーズ，ブレンダ・ウォルフ 著，松本俊彦，吉田精次，渋谷繭子 訳：CRAFT　依存症患者家族のための対応ハンドブック．金剛出版，東京，2013）．
2) Smith JE, Meyers RJ：Motivating substance abusers to enter treatment. Guilford Pubn, NY, 2004（ジェーン・エレン・スミス，ロバート・メイヤーズ 著，境 泉洋，原井宏明，杉山雅彦 訳：CRAFT　依存症患者への治療動機づけ―家族と治療者のためのプログラムとマニュアル．金剛出版，東京，2012）．

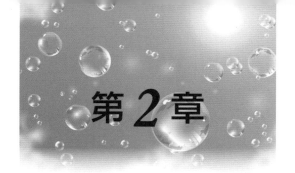

第2章

症例別初期対応編

この章では，アルコール・薬物使用障害者がもっとも来院しそうな状況を症例を挙げて解説する．プライマリケアの場面や，アルコール・薬物使用障害の臨床経験が多くない治療者にとって有用な知識や対応法を，以下に挙げる場面別に提示している．

I　アルコール使用障害への初期対応（内科系）
II　アルコール使用障害が他疾患と合併している場合への初期対応（精神科系）
III　薬物依存症への初期対応
IV　アルコール使用障害の患者が救急搬送されてきた場合の初期対応

I アルコール使用障害への初期対応（内科系）

1 酔ってケガをした患者が来院した場合

【症例】：72歳男性　独居・身寄りなし
　胆石性（非アルコール性）膵炎にて2週間の入院治療を受けるも、退院後は定期外来受診を自己中断していた。退院2か月後から、不定愁訴や軽症外傷などを主訴に救急外来を頻回に受診するようになった。半数以上は救急車を利用しており、飲酒していることも少なくなかった。
【経過】外傷といってもほとんどの場合が縫合不要な挫創で、数日おきに受診する場合もあった。対応した救急医は、軽微な外傷を繰り返す背景にアルコール使用障害を疑い、院内のケースワーカーへ介入を依頼した。アルコール問題の治療につなげることを目的に、相談員への引き継ぎを繰り返したものの、いずれも本人が拒否したために専門医療機関の受診には至らなかった。初めての救急外来受診から8か月後、階段から転落し路上で意識障害をきたして倒れているところを発見された。急性硬膜下血腫と診断され、治療を受けるも死亡した。

対応のポイント

- 「酔ってケガ」はアルコール使用障害の一症状ではないかと疑ってみる。
- アルコール使用障害の患者は医療機関との接点が限られているため、ケガでの外来受診を、背景にあるアルコール問題の治療へつなげる契機と捉える。
- 繰り返す軽微なケガは重症外傷の前兆かもしれず、次の外傷が後遺症や死につながるような重傷となる可能性を考えておく。

解説

- 飲酒後にケガをした患者の背景には、アルコール使用障害が隠れている可能性がある[1]。
- 救急外来でのエスバート（SBIRT）と呼ばれる介入が、アルコール使用障害の治療に有効であることは海外から多数報告されている[2]。SBIRTとはアルコール患者へのスクリーニング（Screening）、簡易介入（BrieP Intervention）、アルコール専門医療機関への紹介（Referral to Treatment）を統合した介入技法のこと。
- アルコールに関連する後遺障害や死亡の約2割が外傷（自傷を除く）に起因するとされ[3]、介入により外傷頻度の低減が確認されている[2]。とはいえ、アルコール問題に対応する専門職員に乏しいわが国の多忙な救急外来や一般外来で、SBIRTを完遂することは現実的に困難である。
- わが国のアルコール使用障害患者のうち、実際に治療を受けている割合はわずか5％程度との報告もある。背景として自身が病的であるという認識がなく、医療機関への受診にまで思い至らないことが考えられる。それゆえ外傷の治療が主目的だとしても、本人が医療機関を受診したことは貴重な介入の機会となり得る。

- 飲酒後に外傷を負った患者を診療する場合には，受診の動機となった外傷への対応だけではなく，その背景に潜むアルコール使用障害を想定して，患者本人や付き添い者に，飲酒に関して何か困っていないかと尋ねてみる．もしアルコールに関する問題が疑われた場合には，アルコール専門医療機関への受診を勧めたり，保健所や精神保健センターへの相談を案内したりするだけでも，問題の解決につながる端緒となり得る．医療者が意識して簡単な介入をするだけで，アルコール使用障害をもつ患者本人はもちろん，家族など周囲の人々の苦悩に転機をもたらすことができる．

文献

1) World Health Organization：Alcohol and Injury in Emergency Departments. World Health Organization, pp1-13, 2007.
2) Landy MS, Davey CJ, Quintero D, et al.：A Systematic Review on the Effectiveness of Brief Interventions for Alcohol Misuse among Adults in Emergency Departments. J Subst Abuse Treat 61：1-12, 2016.
3) World Health Organization：Global status report on alcohol and health 2014. World Health Organization, pp46-57, 2014.

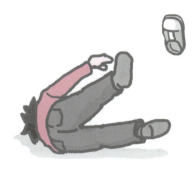

I アルコール使用障害への初期対応（内科系）
2 飲酒による代謝障害の患者に対応する場合

【症例】38歳男性，会社員

27歳時より飲酒量増加し，ビール3〜4本/日の飲酒を続けていた．会社の検診で高尿酸血症を指摘され，ビールを焼酎に変え，焼酎3〜4合/日の習慣飲酒を続けていた．今回，右第1趾基節関節から足背にかけての腫脹を主訴に受診．急性痛風性関節炎と診断された．断酒，栄養指導も行うため入院となった．

【内科入院時身体所見，検査所見】身長169 cm，体重75 kg，血圧130/70 mmHg，WBC 5,600/μL，Hb 17.7 g/dL，UA 9.5 mg/dL，Cr 0.8 mg/dL，AST 82 IU/L，ALT 129 IU/L，γ-GTP 284 IU/L，TC 296 mg/dL，TG 413 mg/dL，FBS 120 mg/dL，HbA1c 6.4%．

【経過】入院後コルヒチンおよび消炎鎮痛剤を投与し，炎症の改善後にアロプリノールを服用している．高脂血症と高血糖は禁酒と食事療法のみでTC 266 mg/dL，TG 133 mg/dL，FBS 98 mg/dL，HbA1c 6.1%まで改善し，内服加療は行っていない．

対応のポイント

- 多量飲酒者にはしばしば糖尿病が合併し，飲酒は糖尿病の増悪因子になり得るが，禁酒により速やかに血糖値が改善する例も多く，緊急にインスリン投与が必要な場合を除き，禁酒指導と食事療法で経過を見る[1]．
- 意識障害が疑われる場合は，血糖値や動脈血液ガスなどの検査により，低血糖や代謝性アシドーシス（ケトアシドーシス）などを鑑別する．
- 飲酒による高トリグリセリド（TG）血症や高血糖は，禁酒により速やかに改善され，一般的には抗高脂血症薬や経口糖尿病薬の投与を必要としないことが多い[2,3]．
- 飲酒に伴う高尿酸血症は，アルコール飲料中に含まれるプリン体が高尿酸血症をもたらすだけではなく，NADH/NAD比の上昇による高乳酸血症により尿酸の腎排泄が乳酸と拮抗し低下することや，酢酸代謝によるプリン代謝の亢進による尿酸の産生増加なども関与している．プリン体を含まない蒸留酒の飲酒でも尿酸値は上昇する．

解説

- 糖尿病に罹患している人の飲酒率は，6割との報告がある．アルコールが飲めない人がいることを考えると，かなりの確率で飲酒しており，糖尿病患者における飲酒の問題は重要である．
- 高尿酸血症患者の94%が飲酒者であり，1日10〜14.9 gの飲酒量でも痛風発作の危険度は1.32倍となる．容量依存性に尿酸値は上昇し，痛風発作の危険度も増す．
- 高尿酸血症は，長期に及べば及ぶほど，痛風発作を起こしやすい．尿酸（UA）9.0 mg/dL以上

の患者を14年間追跡したところ，90％に痛風発作が生じたとの報告もある．
- 糖代謝異常，高脂血症，高尿酸血症に対し，禁酒，節酒の指導後も問題飲酒を継続する場合は，積極的に専門医療機関への受診を勧める．

文　献

1) 奥山啓二，丸山勝也：アルコール性糖・代謝疾患．白倉克之，丸山勝也 編：アルコール医療ケース・スタディ．新興医学出版社，東京，pp64-72, 2008.
2) 高橋昭光：飲酒と脂質異常症．診断と治療 98：1971-1974, 2010.
3) 堀江義則, 石井裕正：アルコール性脂肪肝．特集 肝の脂質代謝異常の臨床―最新の知見．The Lipid 17：44-49, 2006.

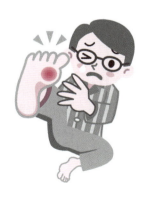

I-3 アルコール使用障害への初期対応（内科系）
アルコール性脂肪肝・肝炎患者に対応する場合

【症例A】38歳男性，会社員
　20歳より飲酒を開始したが，習慣飲酒を続けるうち飲酒量が増加し，ほぼ毎日ワイン1本の習慣飲酒をしていた．接待が増えた35歳ごろからは，ワインに加えウイスキーを2〜3杯飲むようになった．会社の健康診断でγ-GTPと中性脂肪（TG）の上昇を指摘され，消化器内科を受診した．
【内科受診時検査所見】WBC 5,200/μL, Hb 15.5 g/dL, Plt 19.1万/μL, TP 7.5 g/dL, Alb 4.5 g/dL, AST 25 IU/L, ALT 31 IU/L, γ-GTP 128 IU/L, T-BiL 0.5 mg/dL, D-BiL 0.1 mg/dL, Cr 0.72 mg/dL, FBS 88 mg/dL, HbA1c 5.8％, TC 236 mg/dL, TG 520 mg/dL. 腹部超音波検査で脂肪肝を認めた．
【経過】入院後，栄養指導と節酒指導を行った．2週間の禁酒で，γ-GTP 78 IU/L, TG 160 mg/dL と改善し，その後は自宅ではワイン2杯までとし，外食時も油ものを控え，退院3か月後にも肝機能，中性脂肪の増悪は認めていない．

【症例B】50歳女性，主婦
　28歳で出産．授乳が終わった30歳ごろから習慣飲酒が始まり，徐々に飲酒量が増加し，ほぼ毎日ビールのロング缶（500 mL）を2〜3缶飲むようになった．40代後半からは，ビールに加え缶酎ハイ（500 mL）を2〜3缶飲むようになった．市の検診においての採血では肝機能障害を指摘されていたが，自覚症状もなく，医療機関は受診しなかった．今回，夫に黄疸を指摘され近医内科受診し，黄疸が著明なため総合病院を紹介された．CTで著明な肝腫大と肝の脂肪化を認め，アルコール性肝炎重症度スコア（Japan Alcoholic Hepatitis Score：JAS）9点の中等症アルコール性肝炎のため入院となった．
【内科入院時検査所見】WBC 15,200/μL, Hb 11.5 g/dL, Plt 15.1万/μL, TP 7.1 g/dL, Alb 4.1 g/dL, AST 85 IU/L, ALT 60 IU/L, γ-GTP 391 IU/L, T-BiL 9.1 mg/dL, D-BiL 8.6 mg/dL, Cr 0.92 mg/dL, FBS 88 mg/dL, HbA1c 5.8％, TC 186 mg/dL, TG 420 mg/dL, PT 52％（INR 1.75）.
【経過】T-BiLが入院後7日たっても軽快傾向がないため，プレドニゾロン40 mg/日の投与を開始した．徐々に黄疸も軽快し，ステロイドも漸減した（図）．黄疸は消失し，PTも70％まで改善した．ステロイドが中止できたところで，アルコール依存症の専門医療機関へ転院となった．

 対応のポイント

- アルコール性脂肪肝は，2〜4週間の禁酒で消失し，特別な治療は不要である．
- 脂肪肝の状態にある人が連続多量飲酒を繰り返すと，その10〜20％にアルコール性肝炎が発症する．
- AST優位の血清トランスアミナーゼの上昇，黄疸，著明な肝腫大，腹痛，発熱，末梢血白血球数の増加，ALPやγ-GTPの上昇などを認めることが多い．
- 中等症や重症と判定された場合は，黄疸が遷延する場合はステロイド投与，腎不全には血液透

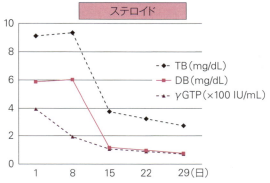

図　遷延する黄疸に対しステロイドが有効であったアルコール性肝炎の1例[1]

析などを検討する（図）[1].

 解説

- JAS[2]で10点以上の症例は，重症（アルコール性肝炎）であり，入院のうえ，積極的な治療介入が必要である．8〜9点の症例でも10点以上に移行する可能性があり，入院のうえで注意深い経過観察が必要である．重症アルコール性肝炎の死亡率は，以前は70％以上であったが，治療法が進歩した現在でも40〜50％と予後不良である[3].
- アルコール性肝炎が重症化すると肝不全で死亡するか，救命できても肝炎を繰り返すと短期で肝硬変に移行する．積極的に専門医療機関への受診を勧める．

文　献

1) Horie Y, Kikuchi M, Ebinuma H, et al.：Current Status of Alcoholic Liver Disease in Japan and Therapeutic Strategy. Nihon Arukoru Yakubutsu Igakkai Zasshi 51, 71-90, 2016.
2) 堀江義則，海老沼浩利，菊池真大，他：本邦におけるアルコール性肝炎の現状―全国アンケート調査報告（2012年度）―．肝臓 57：171-177，2016.
3) 堀江義則，海老沼浩利，金井隆典：本邦におけるアルコール性肝障害の実態．日本消化器病学会雑誌 112：1630-1640，2015.

I-4 アルコール使用障害への初期対応（内科系）
多量飲酒による循環器疾患・脳血管障害患者に対応する場合

【症例A】43歳男性，会社員
　20歳時より飲酒量多く，ビール2〜3本に加え焼酎2〜3合の習慣飲酒をしていた．今回，労作時呼吸困難，発作性夜間呼吸困難を主訴に受診．胸部X線検査で肺野のうっ血，心拡大を認め，心不全の診断で入院となった．
【内科入院時身体所見，検査所見】血圧208/131 mmHg，心拍数110/分，肺野に湿性ラ音を聴取，心音S（3+）S4（+），WBC 11,500/μL，Hb 16.4 g/dL，PLT 19.1万/μL，T-Bil 1.28 mg/dL，Cr 1.57 mg/dL，AST 54 IU/L，ALT 88 IU/L，γ-GTP 220 IU/L，BNP 1170 pg/dL．
【経過】心臓超音波検査にて左室拡大を認め，拡張型心筋症と診断された．Ca拮抗薬と利尿剤にて心胸比も正常化し，血圧も正常化，心エコーでも左室機能改善したため退院となった．しかし，退院後接待などで再飲酒し，再度心胸比が増大．断酒できないためアルコール依存症専門病院へ入院となった．

【症例B】56歳男性，無職
　30歳時より飲酒量増加し，日本酒4合の習慣飲酒をしていた．51歳から連続飲酒発作となり，このため会社も退社し，生活保護を受けるようになった．泥酔状態でアパートの廊下で倒れていたため救急搬送された．画像診断にて右被殻から内包前脚の出血巣を認め，脳出血の診断にて入院となった．
【入院時診察所見】血圧176/111 mmHg，座位の保持は可能で，左上肢のバレー徴候を認めた．
【経過】保存的治療で症状軽快し，血圧も正常化した．アルコール依存症治療のため専門病院に転院となった．

 対応のポイント

- アルコール性心筋症では高血圧を伴うことが多い[1]．
- 禁酒により高血圧はすみやかに改善することが多く，左室機能もそれに伴って改善することが多い．心不全を発症している例では，回復まで時間を要する．
- アルコール性心筋症は長期の多量飲酒（90 g/日で5年以上）で心筋細胞数の減少から収縮力の低下が始まり，心拍出量を補うために左室拡大が起こる．さらに飲酒を継続すると壁が菲薄化し心不全に至り，労作時呼吸困難や発作性夜間呼吸困難を認める．
- アルコール性心筋症の好発年齢は40〜60歳で，男性が多い．栄養状態がよく，社会的地位もある人に多いのが特徴である．
- 多量飲酒者に神経所見を認めれば，頭部CTが推奨される[2,3]．

解説

- アルコール依存症の3分の1に心機能障害があるとの報告もある．
- 左室拡大，壁の菲薄が進行して心不全に至るとその予後は3年以内との報告もある．治療介入は早ければ早いほうがよい．
- 循環器疾患や脳血管障害の既往に対し，禁酒，節酒の指導後も問題飲酒を継続する場合や，すでに心筋症を発症している例は，積極的に専門医療機関への受診を勧める．
- 過度の飲酒は，脳出血や脳梗塞を含めたすべての脳血管障害の危険因子となる．

文献

1) 白木裕人：アルコール性心・循環器疾患．白倉克之，丸山勝也 編：アルコール医療ケース・スタディ．新興医学出版社，東京，pp73-82，2008．
2) 津金昌一郎：飲酒習慣と脳卒中罹患リスクとの関連．平山宗宏，石井裕正，高石昌弘 監：アルコールと健康．アルコール健康医学協会，pp80-81，2005．
3) 杠 岳文：アルコール性中枢神経疾患．白倉克之，丸山勝也 編：アルコール医療ケース・スタディ．新興医学出版社，東京，pp83-87，2008．

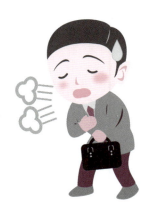

I-5 アルコール使用障害への初期対応（内科系）
多量飲酒による消化管疾患の患者に対応する場合

【症例】 65 歳男性，定年退職後（年金生活）
　20 歳より飲酒を開始．飲むと顔が赤くなるため当初は缶ビール 1 本の飲酒であったが，習慣飲酒を続けるうちに 30 歳ごろから飲酒量が増加し，営業に配属になるとほぼ毎日日本酒 3 合の習慣飲酒となっていた．40 代後半からは，日本酒に加えウイスキーをロックで飲むようになった．喫煙歴は，20 歳から 30 本/日．60 歳で定年してからは朝から飲酒するようになり，肝機能障害は軽度であるが，家族の勧めもあり専門病院に入院となった．
　内科入院時検査所見：AST 50 IU/L，ALT 35 IU/L，γ-GTP 195 IU/L．
【経過】 入院後，上部消化管内視鏡を施行したところ，ヨード染色にて食道に多発するヨード不染帯を認め，生検で食道扁平上皮癌と診断された．内視鏡的粘膜切除術を行い，依存症のプログラムを終了して退院となった．断酒は継続するものの喫煙は 20 本/日で継続していた．半年後の再検査で別の部位にヨード不染帯を認め，再度内視鏡的粘膜切除術を行った．

対応のポイント

- 食道癌においては，ウイスキーなどの高濃度アルコール飲料を薄めずにストレートやロックで飲むことでリスクが上昇する．高濃度アルコール飲料は薄めて飲むよう指導する．
- アルデヒド脱水素酵素 2 型の欠損者で顔面紅潮をきたすような人もリスクが上昇する点に留意する．
- 習慣飲酒者は消化管悪性腫瘍の罹患率が高く，無症状であっても内視鏡による消化管悪性腫瘍のスクリーニングは重要である．

解説

- 口腔咽頭喉頭癌，食道癌においては，高濃度アルコール飲料でリスクが上昇し，アルデヒド脱水素酵素 2 型の欠損者(ヘテロ)で顔面紅潮をきたすような人でのリスク上昇が報告されている[1〜3]．
- 喫煙は習慣飲酒によるリスクを相乗的に高める（表）．
- アルコール依存症者では，内視鏡検査での食道癌の発見率は 4.2％と健常者の一般検診での約 100 倍であり，大腸癌も 1.4％と 10 倍であるとの報告もある．

表　飲酒による食道癌のリスクと喫煙の関係[2]

	喫煙なし	30 本/日以上
飲酒習慣なし	1 倍	3.9 倍
日本酒換算で 1.5 合/日以上の飲酒	8.2 倍	29.9 倍

- 飲酒量の増加に伴って食道癌の発症率は高まるが，ヨード染色やNBI（Narrow Band Imaging：狭帯域光法）での観察を行うことでその発見率が上がる．禁煙，断酒のできない場合は，健常者よりも短い間隔での内視鏡検査を勧める．
- 食道癌，大腸癌などの治療後も問題飲酒を継続する例は，依存症の可能性が高い．使用障害の重症度に問題があれば，積極的に専門医療機関への受診を勧める．

文　献

1) 永田博司：飲酒と食道・胃・十二指腸疾患．診断と治療 98（12）：1959-1962，2010.
2) Takezaki T, Shinoda M, Hatooka S, et al.：Subsite-specific resk factors for hypopharyngeal and esophageal cancer（Japan）. Cancer Causes Control 11：597-608, 2000.
3) 横山　顕：アルコールによる消化管癌．白倉克之，丸山勝也 編：アルコール医療ケース・スタディ．新興医学出版社，東京，pp93-97，2008.

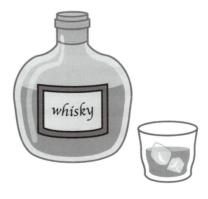

I アルコール使用障害への初期対応（内科系）

6 アルコール性肝線維症，肝硬変の患者に対応する場合

【症例】症例：70歳男性，定年退職後（年金生活）
　30歳ごろから飲酒量が増加し，ほぼ毎日ワイン1本の習慣飲酒をしていた．40代後半からは，ワインに加えウイスキーを2〜3杯飲むようになった．65歳で定年してからは昼から飲酒するようなった．会社の健康診断や定年後の市の検診においての採血では肝機能障害と耐糖能異常を指摘されていたが軽度で，自覚症状もなく，医療機関は受診しなかった．70歳になり健康診断を受け，65歳の定年後5年ぶりの腹部超音波内視鏡を施行したところ，肝表面の不整や肝内構造が粗造で，1.5 cm程度の結節性病変を指摘され，消化器内科を受診した．
【内科受診時検査所見】WBC 3,500/μL，Hb 11.5 g/dL，Plt 12.1万/μL，TP 7.0 g/dL，Alb 4.1 g/dL，AST 45 IU/L，ALT 31 IU/L，γ-GTP 348 IU/L，T-Bil 1.5 mg/dL，D-Bil 0.9 mg/dL，Cr 0.85 mg/dL，FBS 128 mg/dL，HbA1c 7.3％，PT 85％（INR 1.08），AFP 5.7 ng/mL，PIVKA-Ⅱ 102 mAU/mL．
【経過】造影CTならびにMRI検査を施行したが，明らかな肝細胞癌とは診断できないものの，結節性病変を認め，腫瘍生検を施行した．病理検査で肝細胞癌と診断され，肝硬変ではあるが肝機能は保たれており手術も検討したが，ラジオ波焼灼術での治療となった．上部消化管内視鏡検査では，食道静脈瘤を認めたが，Li，F1，Cw，Rc*（−）で経過観察でよいと判断された．糖尿病も，禁酒後はFBSが正常値まで軽快し，肝硬変があるため食後血糖は高いものの，食事療法のみでHbA1cも6.5％まで軽快した．本人，家族とも相談し専門病院で加療を行った．その後は内科，精神科両方に通院し，自助グループへも参加している．
*Li：下部食道のみに限局した静脈瘤，F1：直線的な比較的細い静脈瘤，Cw：白色静脈瘤，Rc：発赤所見．

 対応のポイント

- わが国のアルコール性肝硬変では，肝炎が重症化せずに長期に大量飲酒し緩徐に肝の線維化が進み，アルコール性肝線維症からアルコール性肝硬変に至る例が多い[1,2]．
- 糖尿病や栄養障害（低栄養や肥満）を合併する場合は，比較的少量（1日60〜110 g）の飲酒でも肝硬変に至ることがある．
- 肝線維症や大小性肝硬変では，中等症・重症のアルコール性肝炎と異なり，症状がないか軽微なため，検診や健康診断の血液検査などで肝機能障害を指摘されてもアルコール性肝障害の治療のために医療機関を受診しないことが多い．健康診断などで肝細胞癌を指摘され受診する例も増えている[3]．
- 肝硬変による肝不全や食道静脈瘤の破裂による死亡例は腹水コントロールや食道静脈瘤治療の技術が進歩したことで減少し，肝細胞癌の進展で死亡する例が今後増えると推察される．

- わが国のアルコール性肝硬変は，肝硬変の成因の 24.6％（男性 34.3％，女性 8.7％）を占める．肝炎ウイルスマーカー陽性例などを合わせたアルコール関連肝硬変は 30.6％に達し，近年増加傾向を示している．
- わが国のアルコール性肝細胞癌においては，66 歳以上の例が 69％を占める．
- アルコール性肝硬変からの肝細胞癌の発癌は，年間約 2.5％との報告があるが，年齢（55 歳以上）と血小板数の低下（$12.5 \times 10^4/mm^3$ 以下）がさらに発癌率を増加させる危険因子となる．
- 肝硬変に至っている例は，ほとんどの症例で依存症である．節酒ではなく断酒が必要であり，身体障害の加療もしくは治療終了後に，精神科医や専門医療機関への紹介が推奨される．
- AFP は肝細胞癌があっても低値なことが多く，逆に PIVKA-Ⅱ は肝細胞癌の有無にかかわらず高値なことが多い．
- 飲酒量の低減が根本的な課題ではあるが，画像診断等により早期に肝細胞癌を診断し，治療に結び付けることも今後の課題である．

文 献

1) 堀江義則，菊池真大，海老沼浩利，他：本邦におけるアルコール性肝細胞癌の現状―全国アンケート調査報告（2014 年度）．肝臓 57：538-547，2016．
2) Horie Y, Ebinuma H, Kikuchi M, et al.：Current status of alcoholic liver disease in Japan and therapeutic strategy. Nihon Arukoru Yakubutsu Igakkai Zasshi 51：71-90, 2016.
3) 高橋久雄，奥山啓二，丸山勝也：アルコール性肝疾患．白倉克之，丸山勝也 編：アルコール医療ケース・スタディ．新興医学出版社，東京，pp51-56，2008．

I アルコール使用障害への初期対応（内科系）

7 アルコール性ケトアシドーシスと 低血糖の患者に対応する場合

【症例】56 歳男性，無職

　27 歳時より飲酒量が増加し，ビール 2 本/日に加え焼酎 3〜4 合/日の習慣飲酒をしていた．54 歳の時，会社をリストラされ朝から飲むようになった．55 歳時に酩酊して転倒し，外傷で入院のあと，アルコール依存症と診断され，専門病院に入院した．一時断酒していたが，就職活動のトラブルからストレスがたまって再飲酒．焼酎 5〜6 合/日の飲酒をしていた．数日食事もとらず飲酒を続けていた．嘔吐をきたし，廊下で倒れているのを家人に発見され，救急車で搬送された．

【内科入院時身体所見，検査所見】呼吸数 30/分，脈拍 118/分，血圧 130/70 mmHg，動脈血液ガス pH 7.21，$PaCO_2$ 38.3 torr，PaO_2 100.1 torr，HCO_3^- 16 mEq/L，BE $-$10.8 mEq/L，WBC 20,800/μL，Hb 14.9 g/dL，UA 13.3 mg/dL，BUN 37.1 mg/dL，Cr 1.48 mg/dL，AST 147 IU/L，ALT 41 IU/L，LDH 518 IU/L，γ-GTP 91 IU/L，Na 145 mEq/L，K 4.4 mEq/L，Cl 106 mEq/L，Mg 1.37 mEq/L，P 5.8 mEq/L，TC 210 mg/dL，TG 238 mg/dL，BS 19 mg/dL，HbA1c 5.1％，尿中ケトン対分画：総ケトン体 2,192 μmol/L，アセト酢酸 234 μmol/L，βヒドロキシ酪酸 1958 μmol/L．

【経過】入院後糖質として 50％ブドウ糖 20 mL の急速静注を行い，5％ブドウ糖を含む維持輸液にマグネシウムを追加して点滴を行い，意識レベルは改善した．食事摂取が可能になるまで，維持輸液を行った．アルコール依存症の加療のため転院となった．

✋ 対応のポイント

- 意識障害が疑われる場合は，血糖値や動脈血液ガスなどの検査により，低血糖や代謝性アシドーシス（ケトアシドーシス）などを鑑別する[1]．

- ケトアシドーシスでは血糖値と電解質の補正を中心に行う．マグネシウム，カリウム，リン酸の低値を認めることが多く，適宜補正する．アシドーシスの補正は，不要なことが多い．

- アルコール性ケトアシドーシスでは，腹痛，悪心，嘔吐などの症状を呈する．

- アルコール代謝による NADH/NAD 比の上昇による TCA 回路，糖新生の抑制に経口摂取不良が加わり，低血糖をきたすことが多く，約 8％に認めるとの報告もある．低血糖をきたすと意識障害を認める[2]．

- 糖尿病性ケトアシドーシスと異なり，高血糖をきたした場合もその上昇は軽度である．

- 低血糖を認める場合，糖質を高濃度ブドウ糖の急速静注で補正したうえで，5％ブドウ糖を持続的に投与し，血糖値を 70 mg/dL 以上に保つようにする．ブドウ糖の投与によりインスリンが産生され，TCA 回路が活性化され，オキザロ酢酸が供給されてアセチル CoA が消費され，ケトーシスが改善する．

- 食事摂取が不良になるとグリコーゲン貯蔵量は低下し，インスリン分泌の低下や抗ストレスホルモン分泌亢進などを介して脂質の β 酸化が促進し，アセチル CoA が上昇する．しかし，アセ

52　第 2 章　症例別初期対応編

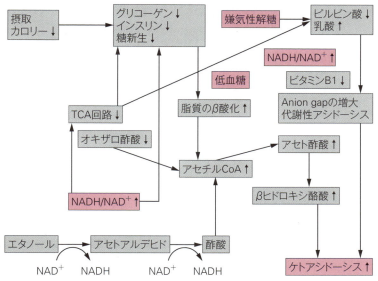

図 アルコール性ケトアシドーシスと低血糖の病態生理[1]

チル CoA が TCA 回路で消費できずにアセト酢酸へと代謝される．アセト酢酸はさらに β ヒドロキシ酪酸に代謝され，ケトアシドーシスを生じる（図）．
- 嫌気性解糖からピルビン酸が乳酸となり，anion gap が増大し，代謝性アシドーシスをきたす．

解説

- 試験紙による尿中ケトン体測定はアセト酢酸を測定しているため，β ヒドロキシ酪酸が優位のアルコール性ケトアシドーシスでは偽陰性が多く，陽性率は 45％ 程度であり，尿中ケトン体の分析が望ましい．

文 献
1) 奥山啓二，丸山勝也：アルコール性糖・代謝疾患．アルコール医療ケース・スタディ，新興医学出版社，東京，pp64-72，2008.
2) 松崎公信，白石 渉，岩永育貴，他：アルコール性ケトアシドーシスの急性期に著明な低血糖を呈した 1 例．産業医科大学雑誌 37：43-47，2015.

I アルコール使用障害への初期対応（内科系）

8 アルコール性膵炎の患者に対応する場合

【症例 A：42 歳男性，会社員】

　35 歳ごろより飲酒量が増加し，ビール 1〜2 本に加え焼酎 4 合の習慣飲酒をしていた．今回，背部痛を主訴に受診．から揚げなど油ものを摂取後に背部痛が出現することが多かった．造影 CT にて，膵腫大と膵周囲に限局する fluid collection を認め，急性膵炎の診断で入院となった．

【内科入院時身体所見，検査所見】血圧 100/70 mmHg，心拍数 102/分，WBC 22,500/μL，Cr 0.85 mg/dL，AST 60 IU/L，ALT 45 IU/L，γ-GTP 155 IU/L，AMY 290 IU/L，リパーゼ 210 IU/L．

【経過】入院後禁食とし，ショックを予防するために 3 L/日の補液を行った．抗生剤と制酸剤の投与も行った．炎症反応の改善を待って脂肪制限食より開始し，再発がないことを確認し退院となった．

【症例 B：46 歳男性，無職】

　42 歳時，背部痛を主訴に近医受診し膵炎と診断され治療された．飲酒歴は，初飲は 17 歳，20 歳から習慣飲酒，26 歳から 80〜110 g/日で膵炎診断後も 40〜60 g/日の飲酒を継続していた．45 歳時，中華料理を摂取後に再び背部痛が出現した．疼痛を和らげるため飲酒を繰り返した．慢性の下痢と体重減少を認めた．仕事も休みがちのため退職となり，それを契機に入院となった．画像診断にて主膵管の拡張と不整を認め，慢性膵炎と診断され，入院となった．

【内科入院時検査所見】WBC 5,500/μL，AST 25 IU/L，ALT 36 IU/L，γ-GTP 50 IU/L，AMY 49 IU/L，リパーゼ 10 IU/L．

【経過】栄養指導などを行い，消化酵素の投与で体重減少や下痢もなくなり，疼痛コントロールもついたことから，アルコール依存症治療のため専門病院に転院となった．

対応のポイント

- 急性膵炎と診断された場合，重症度判定のため腎不全などなければ造影CTの施行が勧められる．
- 軽症でも 3 L/日程度の補液が必要なことが多く，入院管理が望まれる．重症例では集中治療室での管理が望まれる．禁食のうえ，制酸剤や抗生剤を投与する[1]．
- 慢性膵炎では肝機能は正常なことが多く，膵酵素活性も急性増悪期を除き正常なことが多いので留意する．
- このため画像検査での診断が重要である．主膵管の拡張や不整，膵全体に不均一に分布する分枝膵管の不規則な拡張，膵管内の膵石，膵全体に分布する石灰化などが特徴的な所見である．

- アルコール過飲が，急性膵炎の成因の約 34％，慢性膵炎の成因の約 70％を占める．
- アルコール性慢性膵炎とアルコール性肝硬変の危険因子は異なり，アルコール性膵炎の予防やスクリーニングには，肝障害とは別の指標が必要である[2]．
- 急性，慢性膵炎とも飲酒量の増加に伴って発症率は高まるが，1 日 60 g を超えたあたりから急に高くなる[3]．
- 一度急性膵炎を起こすと，適量の飲酒であっても膵炎の再発率は高く，断酒できない場合は専門医療機関への受診を勧める．
- アルコール性慢性膵炎の症例は，依存症の可能性が高い．断酒できない例は，積極的に専門医療機関への受診を勧める．

文　献

1) 丸山勝也，高橋久雄，奥山啓二著：アルコール性膵疾患．白倉克之，丸山勝也編：アルコール医療ケース・スタディ．新興医学出版社，東京，pp57-63，2008．
2) Nakamura Y, Kobayashi Y, Ishikawa A, et al.：Severe chronic pancreatitis and severe liver cirrhosis have different frequencies and are independent risk factors in male Japanese alcoholics. J Gastroenterol 39：879-887, 2004.
3) 正宗　淳，下瀬川徹：アルコールと膵炎．医学と薬学 73（8）：977-983，2016．

I アルコール使用障害への初期対応（内科系）
9 酩酊/酒気帯びで繰り返し救急外来を受診する場合

【症例】：60歳男性　無職

　数年前に母が死去して以降，独居となった．酒量が増えているようで，酔って近隣とトラブルになることもある．生活保護を受給中で，身寄りはなさそうである．

　この数か月は，転倒した，胸が苦しいといった訴えで救急外来を月に複数回受診し，いずれの受診も酩酊下であった．

　時に粗暴となるため救急スタッフは対応に苦慮しており，陰性感情を強く持っている者もいる．

【経過】医師からの「アルコール依存症の専門病院を受診するように」という指導は，あっさり拒否され事態は進展しなかった．いつもの救急受診が終わりかけたある日，比較的関係性が保たれていたナースから「あなたの身体を心配しています，一度ゆっくり話を聴かせてください」と依頼，酔いも醒めかけた夜明けの救急外来でAUDIT（→p.8）を施行したところ24点であった．お酒と身体について資料を使いながら説明した後，あらかじめ院内ソーシャルワーカーが探していた近隣の依存症専門病院を紹介したところ，受診することを約束した．しかし，「病院の電話対応が気に入らない」などと訴え一向に受診する様子がなかったため，本人の了解を得て生活保護の担当ケースワーカーに情報を提供し，介入を依頼した．最終的にはケースワーカーが地元自助グループと連携し専門医療機関の受診に結びつけたようで，それ以来救急外来に現われることはなかった．

 症例の特徴と対応のポイント

- アルコール依存症は救急外来の受診が多い[1]．
- アルコール依存症は医療ニーズが高い．身体的疾患を合併していることが多く，また，外傷の際は受傷時に防御が取れないため，深刻な受傷となりやすい．
- 不要不急の受診も多く，医療スタッフに陰性感情を持たれやすい．
- スタッフに対する暴力にも注意が必要．
- アルコール依存症の治療に結びつけるためには，職種や施設をまたいだ連携が必須であり，事前にそのような連携システムが構築されていると理想的である．
- 指導においては一進一退の経過が予想されるが，粘り強く対応することで各種の連携も次第にスムーズとなるだろう．地道な取り組みで患者が依存症治療にたどりつけば，救急スタッフの負担も軽減される．

解説

- 猪野らの報告によれば，アルコール依存症群は，一般診療科群に比べ，救急車の利用が4.68倍多い[1]．
- 救急外来やプライマリケアの診療の場は，未治療アルコール依存症者を専門治療に結びつける貴重なきっかけとなりうる．
- このような連携を構築することが，今後の各地域で期待されている．例えば三重県のように先進的に取り組み，すでに連携のマニュアルが作成されている地域もある[2]．
- 介入ツールとしては，久里浜医療センターホームページも参考になる[3]．

文　献

1) Ino A, Yoshimoto H, Mizutani N, et al.：Comparison between alcoholic patients and primary care patients for the use of the ambulance. Jpn J Alcohol & drug Dependence 48：314-323, 2013.
2) 高瀬幸次郎，猪野亜朗，片岡千都子編：アルコール救急多機関連携マニュアル．三重県健康福祉部，2015.
3) 久里浜医療センター：介入ツール・教材・パンフレット．（http://www.kurihama-med.jp/kaijo_tool/index.html）

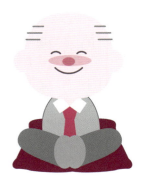

I アルコール使用障害への初期対応（内科系）

10 家族が本人を連れて来た場合

【症例】48 歳男性

　7 年前に父の工務店を引き継いだころから酒量が増え，毎晩焼酎を 600〜700 mL ほど飲むようになった．ここ 1 年は，朝，酒を飲んでから出勤することもしばしば認めた．1 週間前から，嘔気，食欲低下，倦怠感を訴え，仕事を休むようになったため，妻に連れられ，A 内科クリニックを受診した．

【経過】診察時，妻が「休む前は，朝から酒を飲んで出勤していました」と話すと，本人は，「朝からは飲んでません」と不機嫌そうに答えた．それについて，どちらが正しいとは議論せずに，まずは本人の体調について，問診を続けた．体調に関する問診後，本人の飲酒状況を途中で批判することなく聴取した．そして，「奥さんからもお聴きしても良いですか？」と断った後，妻からも本人の飲酒状況について聴取した．飲酒状況について聴取した後，「今後，お酒の飲み方をどのようにしていこうと思いますか？」と本人の意向を確認したところ，「飲み過ぎだとは思うので，少し酒の量を減らします」と答えたため，「医師として意見を述べても良いですか？」と本人に断ったうえで，相手を責めるのではなく，このままの状態を放っておくことの医師としての懸念を伝えた（嘔気，食欲低下，倦怠感などの体調不良はアルコールが原因と思われることや，自分は専門家ではないので，アルコールについては専門医療機関で相談したほうが良いと思うこと，など）．そして，妻にも，どんなことが心配か，今後どんな風になってほしいか，と尋ねたところ，「具合が悪そうで心配です．先生の言う通り，専門病院を受診して，元気になってほしい」と答えた．「私も奥さんと同じように，B さんに元気になってほしいと思っています．今後お酒のことをどうするかは，専門家に相談してみませんか？」と伝えたところ，専門病院への受診を承諾したため，当日，紹介状を作成し，本人に渡した．

対応のポイント

- まずは，患者の話を批判したり裁いたりせず，共感的に傾聴し，信頼関係を構築する．
- 介入の際は，患者を責めるのではなく，「医師として，あなたのことが心配です」というメッセージを伝える．
- 患者が，専門医療機関への受診や断酒に同意しない場合は，ひとまず「内科への通院は継続する」，「当面は飲酒量を減らす」といったことを目標とし，飲酒量を減らすことができなかった場合は，専門医療機関へ受診することを患者と約束する．
- 受診に同伴するような家族は，治療に協力的な場合が多いので，家族を交えて，今後のことを相談することも有用である．

- 治療者が患者に対して，指示的で直面化（飲酒問題を直接的に突き付けることによって，患者の否認を打破する）を行う傾向が強いと，共感的な態度で対応する場合と比べて，治療転帰は不良となる[1,2].
- アルコールに特化したソーシャル・サポート（断酒を目指して患者をサポートするパートナーなど）は，患者の治療転帰に良好な影響を与える[3].

文 献

1) Miller WR, Benefield RG, Tonigan JS：Enhancing motivation for change in problem drinking：A controlled comparison of two therapist styles. J Consult Clin Psychol 61：455-461, 1993.
2) Karno MP, Longabaugh R：Less Directiveness by Therapists Improves Drinking Outcomes of Reactant Clients in Alcoholism Treatment. J Consult Clin Psychol 73：262-267, 2005.
3) Beattie MC, Longabaugh R：General and alcohol-specific social support following treatment. Addict Behav 24：593-606, 1999.

II アルコール使用障害が他疾患と合併している場合への初期対応（精神科系）

1 抑うつとアルコール使用障害が合併している場合

【症例】：48 歳女性

　元来真面目な性格で，中学卒業後准看護師として勤務し，夜間学校に通いながら正看護師の資格を取得した．仕事はたいへんであったが対人関係に問題はなく，40 歳で退職した後は老人保健施設で働いていた．47 歳時の異動を機に抑うつ気分，意欲低下，集中力の低下をきたし，次第に症状は増悪し，不安焦燥感，数か月に 5 kg の体重減少と早朝覚醒が出現し，出勤できずにロープで首を吊ろうとしているところを夫に発見され精神科を受診した．診察時，表情は硬く，酒臭い息をしていた．飲酒習慣について聴取したところ，以前から 1 日ビール 500 ml 程度の晩酌としていたが，仕事や社会生活に支障をきたしたことはなかった．老人保健施設で夜勤が重なり，睡眠を取ろうと寝酒をするようになり，次第に飲酒量が増えていった．さらに，異動後からは抑うつ気分を紛らわすため，日中から飲酒し 1 日の大半を飲酒して過ごすようになった．酔いの効果を得ようと飲酒量が徐々に増加し，1 日 1000 ml 程度の焼酎（25 度）を飲酒していた．このころよりたびたび，家族から飲酒を注意され，飲酒量を減らそうと試みたが，飲み始めると止まらず，結局，飲酒中心の生活を送っていた．AUDIT25/40 点．ハミルトンうつ病評価尺度（HAM-D）21 点であった．

【経過】飲酒習慣の聴取から「飲酒の制御困難」「1 日の大半を飲酒に費やしている」「耐性の獲得」「飲酒の量を減らしたりやめたりする努力の失敗」「物質使用への強い欲求」「対人関係の問題を生じているが飲酒を止められない」などの特徴を認めることから，アルコール依存症（ICD10），アルコール使用障害重症群（DSM-5，6 項目該当）と診断し，さらにアルコールが抑うつ症状を悪化させている可能性を指摘した．断酒にて抑うつ症状が軽快することを説明し，アカンプロサートカルシウム 1,998 mg を処方した．以降，断酒を継続することとさらに抗うつ薬を内服することによって，抑うつ症状が改善，希死念慮も消失した．断酒の必要性を共有したところで，自助グループへの参加を提案した．定期的な通院にて断酒を維持し，抑うつ症状の再燃なく過ごしている．

✌ 症例の特徴と対応のポイント

- アルコール使用障害はうつの発症リスクを上げる[1]．
- アルコール使用障害とうつの併存により自殺のリスクが高まる[2]．
- 断酒によってうつ症状は改善する可能性がある[3]．
- 一定期間の断酒によってうつ症状が改善しない場合，抗うつ薬の投与を考慮する[3]．

- アルコール依存症の既往がある者は，大うつ病性障害を発症する危険性が高いという報告があり，うつの評価は必須である[1]．
- アルコール・薬物の乱用とうつ病における自殺リスクが有意に相関しており，十分な配慮が必要である[2]．
- うつ病が飲酒に先行して併存する一次性うつと飲酒経過中にうつを合併する二次性うつが報告されており，いずれも断酒によりうつは改善する可能性がある．断酒が困難な場合は専門医療機関紹介を検討する[3]．

文　献

1) Hanson DS, Grant BF：Major depression in 6050 former drinkers：association with past alcohol dependence. Arch Gen Psychiatry 59：794-800, 2002.
2) Hawton K, Casañas I Comabella C, Haw C, et al.：Risk factors for suicide in individuals with depression：a systematic review. J Affect Disord 147：17-28, 2013.
3) 橋本恵里，齋藤利和：アルコール依存症と気分障害．特集　精神障害が併存するアルコール依存症の病態と治療．精神神経学会誌 112：780-786，2010．

Ⅱ アルコール使用障害が他疾患と合併している場合への初期対応（精神科系）

2 不安障害とアルコール使用障害が合併している場合

【症例】35 歳男性　会社員

　出勤途中で出現する動悸を主訴に来院．これまで身体的・精神的既往はない．不安・焦燥感はあるものの明らかな抑うつ，意欲・活動性の低下，食欲低下などはみられなかった．6 か月前，通勤途中の満員電車の中で，呼吸苦と動悸が急激に出現．それ以降，同様の発作が徐々に増加し，電車に乗ることを考えるだけでも強い不安感が出現するようになったため受診となった．血液検査は γ-GTP 80，AST/ALT 比 69/33．発作出現前は月に 2〜3 回の機会飲酒だったが，発作出現後より不安感を抑制するために，帰宅時の乗車前に発泡酒レギュラー缶 1 本を習慣的に飲酒するようになり，来院時は乗車前にロング缶（500 mL）2 本，帰宅後もロング缶 3 本飲酒．出勤前に飲酒し，半休を取って酔いを醒ましてから出勤することもあった．飲酒への罪悪感も強く自分でもやめたいとは思っているものの発作への不安感が強く止めることができない状態であった．一方で会社では飲酒問題を指摘されることはなかった．

【経過】呼吸苦や動悸はパニック障害として治療可能であると説明したうえで,「飲酒への強迫感」「制御困難」「量の増加（耐性獲得）」「有害な結果が起きているにもかかわらず飲酒」などからアルコール依存症も合併していることを説明した（ICD-10）．患者はパニック障害の診断は納得も，アルコール依存症の診断に対しては戸惑いを示したが,「依存症かどうかは別にして，パニック障害の症状増悪と薬物療法のために，治療中だけでも禁酒が必要」と説明することで患者も禁酒に合意した．薬剤はSSRI（選択的セロトニン再取り込み阻害薬）を主剤とし，最初の 1 か月間は抗不安薬も併用し，2 か月でパニック障害の症状が軽減した．治療当初は，本人は薬物療法終了後に飲酒再開の意向を示していたが，徐々に問題飲酒やパニック症状再燃のリスクを理解するようになり，薬物療法終了後も断酒を継続．最終的に満 3 年ですべての治療が終了となった．

対応のポイント

- 不安に対する自己治療として二次的にアルコール乱用や依存症が出現することがあることに留意する．
- 治療は断酒指導と SSRI を中心とする薬物療法を行う．
- ベンゾジアゼピン系薬剤については依存のリスクもあり，使用する期間や量は最小限度に抑える．

62　第 2 章　症例別初期対応編

解説

- アルコール使用障害の 19.4％に不安障害が合併する[1].
- 不安障害とアルコール依存症との合併により，大量飲酒頻度の増加，入院回数の増加，他の精神障害合併リスクが増大する[2].
- アルコール依存症治療後に，もともと強い不安を有する群と有しない群を，断酒率，連続飲酒について比較すると，断酒率では 22.5％ vs 42.9％，連続飲酒では 58.1 vs 37.1％と，強い不安がアルコール依存症の治療予後を悪化させることが報告されている[3].

文 献

1) Regier DA, Farmer ME, Rae DS, et al.：Comorbidity of mental disorders with alcohol and other drug abuse. Results form the Epidemiologic Catchment Area（ECA）Study. JAMA 21；2511-2518, 1990.
2) Alegría AA, Hasin DS, Nunes EV, et al.：Comorbidity of generalized anxiety disorder and substance use disorders：results from the National Epidemiologic Survey on Alcohol and Related Conditions. J Clin Psychiatry 71：1187-1195, 2010.
3) 真栄里　仁，松下幸生，樋口　進：物質使用障害の併存精神障害（重複障害）．精神科治療学 328：40-45, 2013.

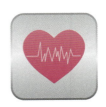

Ⅱ アルコール使用障害が他疾患と合併している場合への初期対応（精神科系）

3 発達障害とアルコール使用障害が合併している場合

【症例】：40代男性

　大卒後，企業に就職し，一人暮らしで習慣的に飲酒していたという．昇進したことを契機に社内の対人関係を負担に感じるようになり，飲酒量が増えて無断欠勤が増え，受診に至る．既往歴は特になく，穏やかな性格であるが，話がくどく同じ話を繰り返し，治療者の説明に対しても言葉の細部にこだわって聞きなおしが多かった．飲酒のコントロール障害は明らかであり，血液検査でもアルコール性肝障害のパターンを認めた．

【経過】　両親に詳細な生育歴を聴取すると，こだわりが強く，字義通りの解釈が目立ち，友人はほとんどおらず，部屋でゲームをして過ごすことが多かったという．上司の情報では，こだわりが強く，臨機応変的な判断が求められる際に混乱しやすく，部下からの不満も少なくないという．自閉症スペクトラム障害と診断し，休職して治療を開始し，以下の経過をたどった．

・1つの事に没頭するのは得意であるが，複数の業務を同時に行うことが不得手であると自覚し，1日の計画を立てることにした．

・感覚過敏があり，部下の香水に抵抗が強く，自助グループでの握手やハグも苦手であったため，安心できる人にはそのような事情を話すようにした．

・予定変更により混乱しやすく，具体的な指示があると切り替えができるが，自分で判断ができず，部下からの不満が絶えなかったので，予定変更が起きた際には相談できる相手を設定した．

・他者から非難されるタイムスリップ現象*が多く，それに対処するために飲酒をはじめ，量が増えていったことがわかった．氷をなめたり，ノンカロリーの飲料などで対処する習慣をつけた．

・集団療法や自助グループに参加したが，対人緊張や本人のこだわりの影響もあり，グループのルールになじめなかったため，無理強いせずに希望するときのみの参加とした．

　こうした状況を職場の上司と共有し，準備を整えて復帰した．食事しながらの会議は極力避けるようにするなど，企業の対応は柔軟であり，仕事も治療も継続し，発達障害の自助グループにも参加している．

*タイムスリップ現象[1]：記憶力がよく，その時の情景や感覚を非常に鮮明に記憶していることがあり，きっかけを問わず，その時の恐怖感とともによみがえってきて，今まさにその時と同じ体験をしていると感じる現象である．急激な情動の変化を伴うため，周囲の人の理解と支援が重要である．

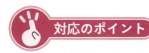 **対応のポイント**

- 自閉症スペクトラム障害の3徴候は社会性・コミュニケーション・想像性（こだわりなど）の障がいであり，不注意・多動・衝動性を3徴候とする注意欠如多動性障害を合併することも多く各症状は軽度であったとしても，生活障害が軽度であるとは限らない．
- 自閉症スペクトラム指数・日本版（Autism-Spectrum Quotient Japanese Version：AQ-J）[2]，成人期のADHD自己記入式スクリーニング（Adult ADHD Self Report Scale：ASRS）[3]は有用だが，あくまでもスクリーニングテストであり，心理検査も適宜用いて，生活を共にした経験のある人から詳細に状況を聴取したうえで，現症を捉えて診断する．
- 発達障害*の特性は生涯にわたり持続するが，症候は成長とともに変化する．そのためその人の生活環境に左右される面もあり，本人の特性をよく理解したうえでの支援が重要であり，治療は個性を考慮して柔軟に組み合わせることが大切である．例えば，職場環境が変わった際や業務の予定変更に対して，混乱が起きやすいので注意が必要である．そして，生活環境における安心できる人の存在の有無によっても特性の発現は変動しやすいため，環境を整えることも重要になってくる．

*発達障害：p79column 参照．

 解説

- 飲酒がストレス対処の手段となっていたならば，飲酒せずに過ごせる具体的な対処を提供し，生活で実践できるように工夫する．また，環境調整においてはシンプルな構造化を行う．
- 対人関係能力の程度を考慮して治療方針を工夫し，集団治療や自助グループへの参加を強いることはせず，自己決定を尊重し，成功体験を通して自己効力感を高めることが重要である．

文献

1) 杉山登志郎：自閉症に見られる特異な記憶想起現象-自閉症のtime slip現象．精神神経学雑誌 96：281-297, 1994.
2) 栗田 広，長田洋和，小山智典，他：自閉性スペクトル指数日本版（AQ-J）の信頼性と妥当性．臨床精神医学 32：1235-1240, 2003.
3) Kessler RC, Adler L, Ames M, et al.：The World Health Organization Adult ADHD Self-Report Scale（ASRS）：a short screening scale for use in the general population. Psychol Med. 35（2）：245-256, 2005（RCケスラー，Lアドラー，Mアメス著，武田 俊信 訳：成人期のADHD（注意欠陥多動性障害）自己記入式スクリーニング（ASRS-v1.1）．統合国際診断面接．WHO, 2011）
（https://www.hcp.med.harvard.edu/ncs/ftpdir/adhd/6Q_Japanese_final.pdf. 最終アクセス 2018.5.29）

Ⅲ 薬物依存症への初期対応

1 処方薬依存の患者が来院した場合

【症例】35 歳女性

　22 歳で大学を卒業した後，大学生の時からやっていた水商売を続けた．25 歳ごろから仕事でのストレスが多くなり，寝付きが悪くなった．母が持っていたゾルピデムを勧められて，内服すると，よく眠れるようになった．自ら内科を受診して，ゾルピデムを処方してもらうようになったが，じょじょに効かなくなったため，複数の内科を受診して，処方してもらい，1 日 5〜6 錠内服するようになった．それでも眠れなくなり，複数の眠剤を処方してもらい，1 日 10 錠以上内服するようになった．1 日で 1 か月分の処方を飲みきってしまうことも出てきたため，親が心配し，28 歳の時に当院を受診した．

【経過】初診時，本人は多量の眠剤の処方を希望したが，処方薬依存の治療のための通院であること，減薬が治療目標となることなどを説明した．本人も処方薬依存に悩んでいたこともあり，治療に同意した．ベンゾジアゼピン系の睡眠薬を，いったん長時間型に置換した後，じょじょにトラゾドン等の抗うつ薬に切り替えた．しかし不眠に対する不安が強くなり，隠れて内科で睡眠薬を処方してもらい内服を続けていた．アパレル関係の仕事について，一時的に薬が減った時期もあったが，仕事のストレスから，ほどなく同じ量に戻ってしまい，入退院を繰り返した．この間，夜の水商売をずっと続けていたが，生活リズムが崩れやすく，不眠や処方薬乱用の引き金になっていると考えられた．本人に水商売をやめて，昼間の仕事をするように勧めていたが，34 歳の時に勤めていたキャバクラを解雇されたことを機に，昼間のアパレル関係の仕事のみをするようになった．その後，母の話では内科から処方されたゾルピデムの内服は続けているが，「1 日 2 錠に減りました．私が薬を管理しています」とのことだった．完全な断薬はできていないが，生活に支障がない程度で維持ができている．

対応のポイント

- 処方薬依存症の患者の治療は非常に難しいため，処方薬依存を作らないことがもっとも重要である．
- 治療に対する動機づけが非常に重要である．
- 再使用に至る引き金を同定し，避けるなど，認知行動療法的な介入も有効である．
- 治療動機がなく，頻繁に処方を希望する症例では，治療を断らなければならない場合もある．

解説

- 処方薬依存は精神科を受診する薬物依存症患者の中でも 2～3 番目に多い．[1]
- 処方薬依存患者は女性の割合が多く，比較的学歴が高く，犯罪歴が少ない．
- 不安・不眠などの苦痛の緩和を目的とした使用が多い．
- ベンゾジアゼピン系でもエチゾラム，フルニトラゼパム，トリアゾラム，ゾルピデムは依存症例が多いため注意が必要である．[1]
- 短時間作用型の睡眠薬は半減期の長い睡眠薬に置換してから，時間をかけて漸減していく必要がある．[2]

文献

1) 松本俊彦：全国の精神科医療施設における薬物関連精神疾患の実態調査．平成 26 年度厚生労働科学研究費補助金（医薬品・医療機器等レギュラトリーサイエンス政策研究事業）分担研究報告書．pp95-128, 2015.
2) 稲田 健：ベンゾジアゼピン系睡眠薬の減量・中止方法．特集 不眠治療の現状と対策．臨床精神薬理 19：61-67, 2016.

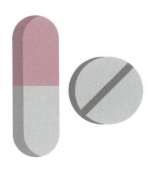

III 薬物依存症への初期対応

2 眠れないことが主訴の患者が来院した場合

【症例】44 歳男性　独身

　22 歳で大学を卒業した後，会社員として働いていた．20 代のころから，仕事がうまくいかなくなると不安が強くなり，寝付きが悪くなることがあった．40 歳ごろから周囲でリストラされる人が出てきた．自分もリストラされるのではないかという不安から，眠れなくなってきた．不眠のために，昼間に眠くなり，仕事に支障が出てきたため，当院を受診した．

　統合失調症や気分障害等の症状は認めなかった．生活習慣について聴取したところ，19 時ごろに帰宅してから，寝る直前までインターネットをやっていた．夕食時には必ずコーヒーを飲んでいた．入浴の習慣はなく，いつもシャワーで済ませていた．就職してから運動の習慣はなかった．22 時ごろに布団に入るが，寝付くのは 2 時頃で，中途覚醒を繰り返しながら，布団から出るのは 7 時半頃という．中途覚醒時にはタバコを吸っていた．昼休みには必ず昼寝をし，休日は 2〜3 時間昼寝をすることもあった．「8 時間は寝たい」と訴えた．

【経過】リストラに対する不安が誘因となっていたが，生活習慣にも問題があると考えた．パソコンは就寝 1 時間前までとした．夕方以降のカフェイン摂取は控えてもらい，就寝 3 時間前の入浴を勧めた．昼寝はできるだけ避け，可能ならば運動を勧めた．睡眠時間は 6〜7 時間で十分であると説明した．眠くなってから寝るようにし，床上時間は 7 時間程度とした．生活習慣の改善だけでも不眠が治る可能性を説明したが，薬がないと不安と訴えるため，長くても 3 か月程度でやめる予定を伝えたうえで，ゾルピデム 5 mg を処方した．その後，生活習慣を変えて，不眠は速やかに改善した．面接の中でリストラへの不安に対する認知の修正を図り，「先のことを考えすぎないようにします」と話すようになった．朝に眠気が残るようになったため，通院開始後 2 か月でゾルピデムを中止したが，睡眠に影響はなかった．状態が安定したため，6 か月で治療を終了した．

✋ 対応のポイント

- 併存精神疾患の除外が必要．併存疾患があれば，その治療を行う．
- 睡眠日誌等を使用し，睡眠状態の評価を行う．生活習慣に問題がないか確認していく．
- 治療は生活習慣の改善等，非薬物療法を優先する．「健康づくりのための睡眠指針 2014〜睡眠12 箇条〜」[1] を参考にする
- 薬物療法は非ベンゾジアゼピン系睡眠薬（ゾルピデム，エスゾピクロン等）が第 1 選択となっている[2]．依存性の問題があるため，3 か月以内には中止することが望ましい[3]．

68　第 2 章　症例別初期対応編

解説

- ベンゾジアゼピン等の睡眠薬は依存性があり，常用量依存もあるため，注意を要する[3]．
- 6〜7時間程度の睡眠がもっとも健康的であるとされており，長時間の睡眠を希望する患者にも，せいぜい7.5時間程度に設定していく[4]．
- 就寝3時間前の運動や入浴により，深部体温が上昇すると入眠しやすくなる[4]．

文　献

1) 厚生労働省：健康づくりのための睡眠指針2014．p1，2014．
2) 稲田　健，高橋結花，石郷岡　純：睡眠障害，気分障害治療ガイドラインにおけるベンゾジアゼピン．特集 ベンゾジアゼピンと処方薬依存を巡る問題．臨床精神薬理 16：849-855，2013．
3) 戸田克広：ベンゾジアゼピンによる副作用と常用量依存．臨床精神薬理 16：867-878，2013．
4) 佐藤　幹，伊藤　洋：良い睡眠をとるために．特集 不眠の臨床—精神疾患の予防・改善に向けて—Ⅰ．精神科治療学 27：975-981，2012．

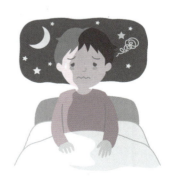

Ⅲ 薬物依存症への初期対応

3 不眠の背景に薬物依存症がある場合

> 【症例】48歳女性
> 　20代前半から大麻，覚せい剤など多剤の乱用歴あり．20代後半からは咳止め（ブロン）の乱用が多くなり，家事，育児ができなくなった．個人輸入したトリアゾラムやエチゾラムを内服するとやる気が出るため，じょじょに使用量が多くなり，内科や整形外科，心療内科等を受診して，睡眠薬を処方してもらうようになった．47歳の時に睡眠薬の処方を希望して当院を初診した．
> 【経過】初診時，これまでの薬物乱用のことは話さなかった．「眠れなくて困っている．1週間まったく寝ていない．ぱっと眠れるように薬が欲しい．ハルシオンが合うから欲しい」と切迫した様子で訴えた．これまでの治療歴を聞くも，「はじめて病院に来た」と話した．2週間分の処方をするが，1週間後には「全然薬が足りない．まったく眠れない．気が狂って死にそうだ．もっとぱっと一瞬で眠れる薬にしてほしい．忙しいから1か月分欲しい」などと訴えた．訴えから薬物依存症が疑われたため，再度病歴を確認したところ，多剤の薬物の乱用歴があり，ブロンと睡眠薬は現在も大量に使用していること，複数の病院から睡眠薬をもらっていることがわかった．眠れないことのつらさに対しては共感をしたうえで，薬を飲み過ぎたという理由では再処方はできないこと，それでも処方を希望する場合は自費になることを説明した．また，薬物依存症の専門病院への受診を勧めた．しかし，本人は睡眠薬の処方を執拗に要求した．淡々とかつていねいに処方はできないことを繰り返し説明したところ，最終的には「わかったよ，このくそ野郎！ てめーみたいな藪医者のところに来て，時間を損したよ！ 二度と来ねえよ！ ネットにひでえ病院だって書いてやるからな，覚えとけ‼」と怒鳴りながら，ドアを乱暴に閉めて，診察料も払わずに出て行った．

 対応のポイント

- 睡眠薬を希望する患者の中には薬物依存症の患者が含まれている可能性があるので留意して対応する必要がある．
- 処方した日数よりかなり前に再受診した場合や，執拗に薬を要求する患者は，薬物依存症，特に処方薬依存の患者の可能性がある．
- 治療に対する動機づけが鍵となるが，まったく治療動機がない患者も多い．処方しないと，理不尽に怒り出す患者もいる．
- 一般の病院では対応が難しい症例が多く，依存症の専門病院へ紹介が望ましい．

解説

- 違法薬物などの依存からスタートし，処方薬依存に移行する患者はいる．精神科を受診する薬物依存症患者の中で処方薬依存症の患者は2～3番目に多い[1]．
- 治療動機が低い患者への介入は難しく，動機づけが高まるまで待たなければいけないことも多い[2]．

文 献

1) 松本俊彦：全国の精神科医療施設における薬物関連精神疾患の実態調査．平成26年度厚生労働科学研究費補助金（医薬品・医療機器等レギュラトリーサイエンス政策研究事業）分担研究報告書．pp95-128, 2015.
2) Prochaska JO, Norcross JC, Diclemente CC：Changing for Good：The Revolutionary Program That Explains the Six Stages of Change and Teaches You How to Free Yourself from Bad Habits. William Morrow, New York, 1994.（JO プロチャスカ，CC ディクレメンテ，JC ノークロス，著，中村正和 監訳：チェンジング・フォー・グッド ステージ変容理論で上手に行動を変える．法研，東京，2005）

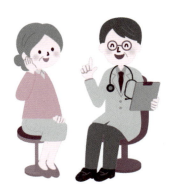

III-4 薬物依存症への初期対応
違法薬物の使用を告白された，発覚した場合

【症例】24歳男性　大学中退後派遣社員

2か月前から引きこもり傾向，気分変動，食欲不振などがみられ，イライラして物にあたるようになった．工場の勤務も休みがちとなり，この1か月はまったく出勤せず，ときに夜間に出かけては朝帰りすることがあった．その際は，多弁に話し続けるなどの変化がみられた．このような状態で，両親に伴われて来院．

【経過】診察場面で，本人は「困っていることはない」と答えるのみで，渋々連れてこられた様子がうかがえた．家族が話している間，黙って聞いていたが，緊張して周囲を気にする様子がみられた．本人が不在時，母親から，部屋に焦げたアルミ箔とストローがあったとの情報を得た．

患者と再度面接し，家族がこれまでの患者とは別人のようで心配していること，夜間外出した後に変化がみられることから，何らかの薬物の使用の可能性が疑われるが，心当たりはないか尋ねた．同時に，違法薬物を使っていたとしても，警察に通報することはない旨を保障した．しばらく躊躇していたが，覚せい剤使用を認めた．

正直に話してくれたことを評価し，あらためて困っている症状などはないか尋ねた．「近所の人に覚せい剤を使っていることが広まっている気がする」「外出すると監視されている感じがする」「止めなければと思っても止められない」などと語った．覚せい剤は半年前からときどき吸煙で使っていたが，最近，頻度と量が増えたことを認めた．

これまで相談できずに悩んでいた辛さに共感し，「どうなりたいか」を尋ねた．「覚せい剤を止めて仕事に行けるようになりたい」，との思いを受け，止められないのは薬物依存症という病気に罹患しているからであり，治療を受ける必要があること，現在の神経過敏は，覚せい剤使用時の典型的な症状であることも説明した．

本人の了承を得て，両親に対して同様の説明をし，薬物依存症と診断されること，今後も使用が続くと精神病に発展することから，薬物療法の開始と依存症治療を受けることを提案し同意を得た．

症例の特徴と対応のポイント

- 覚せい剤の使用については，通報の義務はなく医師の裁量に委ねられている．
- 通報しないことを保障することで，治療関係は格段に良好となる．
- 治療の経過で薬物使用を認めた際は，責めることなく治療的対応に専念する．
- 麻薬については，慢性中毒と診断した場合，都道府県への届出義務が規定されているが，実際の届出例は少数である．
- 精神病症状に対しては適切な薬物療法を行い，薬物依存症に対しては依存症治療機関へ紹介するが，情報がなければ，精神保健福祉センターに相談する．

解説

- 正直に薬物使用を自ら話してくれることは，回復への重要な一歩である．
- 覚せい剤には通報の義務はなく，治療的対応を優先してよい．
- 治療に抵抗が強く自傷他害などの危険が高い場合は，警察へ通報を要する．

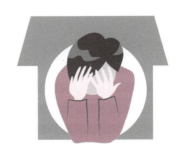

IV アルコール使用障害の患者が救急搬送されてきた場合の初期対応

1 離脱せん妄・離脱けいれんの患者が搬送されてきた場合

【症例】60代男性
　3年前にアルコール依存症で数回通院歴があるが，自己中断．肝機能障害，慢性膵炎で内科通院もしていたが，禁酒ができず説教されるため，こちらも自己中断していた．
　妻が病死した1年前より，再び飲酒量が増加．家族の情報では，朝から飲酒することも増え，入院前の数日は連続飲酒となっていたが，前日は酒が切れて飲酒していなかった．入院当日朝，自室からうめき声が聞こえ，家族がかけつけたところ，けいれん発作を起こしていたため，救急病院へ搬送された．
【経過】頭部に擦過傷を認め，頭部CTを施行したが，明らかな異常所見はなし．血液検査では軽度の脱水を認めた．上肢の粗大な振戦，発汗著明．見当識は障害され，焦燥感が強く，幻視および妄想を認めた．アルコール離脱症状評価尺度（Clinical Institute Withdrawal Assessment for Alcohol revised form：CIWA-Ar）（表1）[1]では52点となり，これまでの飲酒歴から，離脱せん妄と診断した．持続点滴を安全に行うため，身体拘束を行い，ジアゼパム30 mg/日より開始し，漸減した．入院2日目より興奮は消失したため，拘束は解除．その後見当識障害，自律神経症状，幻覚等もほぼ消失した（CIWA-Ar：2点）ため，入院7日目にジアゼパムを中止．断酒に向けての治療再開を勧めたところ，本人も同意したため，以前通院していた依存症専門病院を紹介した．

対応のポイント

- 多量飲酒者の意識障害については，離脱せん妄と即断せず，急性アルコール中毒や頭蓋内病変，身体疾患に伴う意識障害などを鑑別しておく．
- 離脱症状の評価にはCIWA-Arを用いることで，重症度の評価およびベンゾジアゼピン系薬剤の投与量を決定することが可能となる．
- 脱水にならないよう十分な補液を行い，転倒や併発症に注意しながら慎重に経過観察する．
- 意識障害が改善した時点で，依存症に対する治療導入を検討する．

解説

- 離脱症状の重症化を予測する因子として，①最近の飲酒量が多いこと，②重症の離脱症状の既往があること，③離脱けいれんやせん妄の既往があること，④向精神薬の併用，⑤身体状況が悪いこと，⑥不安が高いことや精神症状の合併など[2]が挙げられる．
- 海外では離脱せん妄治療薬の第一選択としてベンゾジアゼピン系薬剤が用いられるが，呼吸抑制等の副作用もあり，わが国の依存症専門医の間では抗精神病薬投与が中心となっている[3]．

表1 CIWA-Ar[1,4]

1. 嘔気, 嘔吐
「胃の具合が悪いですか」「吐きましたか」
0 嘔気・嘔吐なし
1 嘔気を伴わない軽度の嘔気
4 むかつきを伴った間歇的嘔気
7 持続的嘔気

2. 振戦
上肢を前方に伸展させ, 手指を開いた状態で観察
0 振戦なし
1 軽度の振戦：視診で確認できないが, 触れるとわかる
4 中等度振戦：上肢伸展で確認できる
7 高度振戦：上肢を伸展しなくても確認できる

3. 発汗
0 発汗なし
1 わずかに発汗が確認できるか, 手掌が湿っている
4 前頭部に明らかな滴状発汗あり
7 全身の大量発汗

4. 不安
「不安を感じますか」
0 不安なし, 気楽にしている
1 軽い不安を感じている
4 中等度不安, または警戒しており不安であるとわかる
7 重篤なせん妄や統合失調症の急性期にみられるようなパニック状態と同程度の不安状態

5. 焦燥感
0 行動量の増加なし
1 行動量は普段よりやや増加している
4 落ち着かずそわそわしている
7 面談中, うろうろ歩いたり, のたうち回っている

6. 触覚障害
「かゆみ, ピンでつつかれるような感じ, 灼けつくような感じや感覚が麻痺したり皮膚に虫が這っているような感じがしますか」
0 なし
1 掻痒感, ピンでつつかれる感じ, 灼熱感, 無感覚のいずれかが軽度にある
2 上記症状が中等度である
3 上記症状が高度である
4 軽度の体感幻覚（虫這い様感覚）
5 中等度の体感幻覚
6 高度の体感幻覚
7 持続性体感幻覚

7. 聴覚障害
「まわりの音が気になりますか. それは耳障りですか. そのせいで怖くなることがありますか. 不安にさせるような物音は聞こえますか. ここにはないはずの物音が聞こえますか」
0 なし
1 物音が耳障りか, 物音に驚くことがあるが軽度
2 上記の症状が中等度にある
3 上記の症状が高度にある
4 軽度の幻聴
5 中等度の幻聴
6 高度の幻聴
7 持続性の幻聴

8. 視覚障害
「光がまぶしすぎますか. 光の色が違って見えますか. 光で目が痛むような感じがしますか. 不安にさせるようなものが見えますか. ここにはないはずのものが見えますか.」 0 なし 1 光に対し軽度に過敏 2 中等度に過敏 3 高度に過敏 4 軽度の幻視 5 中等度の幻視 6 高度の幻視 7 持続性の幻視

9. 頭痛・頭重感（めまいは採点しない）
「頭に違和感はありますか. バンドで締めつけられるような感じがしますか」 0 なし 1 ごく軽度 2 軽度 3 中等度 4 やや高度 5 高度 6 非常に高度 7 極めて高度

10. 見当識・意識障害
「今日は何日ですか. ここはどこですか. 私は誰ですか.」 0 見当識は保たれており，3つを連続して言うことができる 1 3つを連続して言うことができない，日付があいまい 2 日付の2日以内の間違い 3 日付の2日以上の間違い 4 場所か人に対する失見当識がある

■回答肢番号の合計点（67点満点）により次の通り対応する.
・8～10点…薬物投与せずに症状をモニターする.
・10～15点…ベンゾジアゼピン投与が有効である.
・15点以上…症状を抑える十分な量のベンゾジアゼピンの使用・離脱けいれんの既往のある患者は，離脱症状の重症度にかかわらずベンゾジアゼピンを使用する.

文　献

1) Sullivan JT, Sykora K, Schneidrman J, et al.：Assessment of Alcohol Withdrawal：the revised clinical institute withdrawal assessment for alcohol scale（CIWA-Ar）. Br J Addict 84（11）：1353-1357, 1989.

2) Raistrick D：Alcohol withdrawal and detoxification. Heather N, Peters TJ, Stockwell T eds, International handbook of alcohol dependence and problems. John Wiley & Sons Ltd, pp523-539, 2001.

3) 杠　岳文，樋口　進，洲脇　寛，他：アルコール依存症の薬物療法. シンポジウム　アルコール依存症治療の現状と将来の展望. 精神神経学雑誌 109：547-550，2007.

4) 北林百合之介，柴田敬祐，中村　貴，他：アルコール離脱，その診断評価と治療の実際. 日本アルコール・薬物医学会雑誌 41：488-496，2006.

IV アルコール使用障害の患者が救急搬送されてきた場合の初期対応

2 ウェルニッケ脳症が疑われる患者の診療

【症例】50 代女性
　1 か月前より下肢のしびれ，歩行時のふらつき，めまいを自覚していた．本日朝から急に立てなくなったことを主訴に救急外来を受診した．
　起立および座位の保持が困難．見当識障害と注意障害を認め，脈絡のない会話を続けている．注視方向の眼振を認める．軽度酒臭，上肢の振戦あり，るいそう著明のため，家族より最近の飲酒状況を中心に情報聴取．45 歳時に夫と離婚後，酒量が増加．最近は昼間にも飲酒するようになり，もの忘れが目立ってきていた．もともと飲酒する際はほとんど食事を摂らないため，最近数か月でかなりやせてきており心配していたとのこと．
【経過】頭部 MRI 検査を施行し，FLAIR 画像にて第 3 脳室周囲に対称性の高信号域を認めた．上記所見と合わせウェルニッケ脳症の可能性が高いと判断し，生理食塩水 100 mL＋サイアミン 300 mg を点滴静注開始．3 日間施行し，眼振は消失した．座位の保持が可能となったため，さらにサイアミン 200 mg 内服を 5 日間継続した．歩行障害については改善がみられたが，下肢のしびれは持続．見当識障害，注意障害は改善し，日常会話は問題ないレベルとなったが，短期記憶の障害が著明で，数分前のことを尋ねても覚えていないことが多い．また，逆向性健忘を認め，夫と離婚したことについても，事実と異なる作話がみられた．退院後も断酒を継続し，サイアミン 100 mg 内服を継続しているが，改善がみられていない．

 対応のポイント

- 多量飲酒者の意識障害の鑑別は重要であるが，ウェルニッケ脳症の治療については，開始が数時間遅れるだけでも後遺症の程度に影響するため，臨床所見から少しでも本症が疑われる場合は，速やかにサイアミン投与を開始することが望ましい．
- サイアミンの投与量については有用なランダム化比較試験（randomized controlled trial：RCT）がなく，エビデンスは不十分であるが，イギリスのガイドラインでは，1,500 mg/日の高容量投与が推奨されている．
- コルサコフ症候群は，ウェルニッケ脳症後に 50〜80％程度の症例で生じ，臨床症状としては前向性健忘と逆向性健忘，失見当識および作話が挙げられ，予後は不良である．

解説

- ウェルニッケ脳症では，意識障害，眼球運動障害，運動失調が古典的な 3 大徴候とされるが，3 つの徴候がそろうのは 16.5％と多くはない[1]．
- MRI 検査はウェルニッケ脳症の診断には有用であるが，感度 53％，特異度 93％との報告[2]もあり，診断の除外には使えず，診断には現在でも臨床所見がもっとも重要となる．
- 上記 3 大徴候に，栄養不良を加えた 4 項目のうち，2 項目以上を満たすことで，ウェルニッケ脳症の診断の感度は 22％から 85％に上昇すると報告されている（Caine 基準）[3]．

文　献

1) Galvin R, Bråthen G, Ivashynka A, et al.：EFNS guidelines for diagnosis, therapy and prevention of Wernicke encephalopathy. Eur J Neurol 17：1408-1418, 2010.
2) Antunez E, Estruch R, Cardenal C, et al.：Usefulness of CT and MR imaging in the diagnosis of Wernicke's encephalopathy. AJR Am Journal Roentgenol 171：1131-1137, 1998.
3) Caine D, Halliday GM, Kril JJ, et al.：Operational criteria for the classification of chronic alcoholics：identification of Wernicke's encephalopathy. J Neurol Neurosurg Psychiatry 62：51-60, 1997.

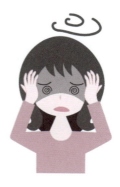

column

発達障害

「発達障害」とは，児童期以前よりその特徴が現れ，それが発達過程において変化しながらも持続しやすい生得的素質のことである．発達障害の中で多数を占めるのは，自閉症スペクトラム障害（ASD）で，古典的な自閉症の定義では，特徴的な3徴（①社会性の障害の特性として，場の状況を理解できない，②コミュニケーションの障害の特性として，他人と会話が苦手で言外の意味を理解できない，③想像性の障害の特性として，こだわりが強い，将来の状況が見通せないなど）が明らかなものだけを指していたが，次第にアスペルガー症候群など，より多様な現れ方をしている人たちにもその対象が広がり，連続性があるということを強調するために，スペクトラムという表現が使われるようになった．

社会的応答性を評価する尺度を用いた成人を対象としたわが国の研究[1]によれば，図の右側の高得点の人はASDの特性が非常に強くて診断は容易である反面，少数である．そして，左側の低得点に近づくほど特性が弱く，診断には慎重さが求められるが，全体でみれば多数派であり，診断の白黒をはっきりさせるよりも，その人の生活がどのような状態であるかを考えて支援することが望ましい．

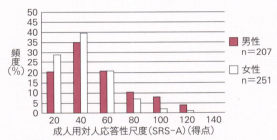

図　社会的応答性尺度の総スコア分布[1]

次いで，多いのが注意欠如多動性障害（ADHD）であり，大きく3つの症状（不注意・多動・衝動性）がある．①不注意の特性として，忘れ物，無くし物，落し物が多い，うっかりミスが多い，片づけられない，物事の優先順位が付けられない，注意の集中ができない②多動の特性として，落ち着きがない，常に動いている③衝動性の特性として，結果を考えず衝動的に行動してしまう，待つことができない，と簡単にまとめておく．物質使用障害の併存は多く，わが国でも，覚せい剤依存症に罹患している人の約半分は，かつてADHDの症状を持っていたという研究[2]や，ADHDを持つ人は，アルコール依存症が重症化しやすいという報告[3]がある．

一つ一つの発達特性は小さくても，同じ特性が高い頻度，程度で生活に影響したり，複数の特性が重なって現れたりするとその様相は様変わりすることを忘れないでおきたい．そして，感覚過敏への対応，見通しをもちやすくするための対応，そして視覚認知の強さ等の強みを活かした対応などを意識するなど，本人の能力や特性に合わせた配慮をすることで，その困難は解消されることも多い．

文献

1) Takei R, Matsuo J, Takahashi H, et al.：Verification of the utility of the social responsiveness scale for adults in non-clinical and clinical adult populations in Japan. BMC Psychiatry 14：302. 2014.
2) 松本俊彦，上條淳史，山口亜希子，他：覚醒依存症成人患者における注意欠陥/多動性障害の既往　Wender Utah Rating Scaleを用いた予備的研究．精神医学 46：1289-1297，2004.
3) 鈴木健二，武田　綾：注意欠陥多動性障害（ADHD）を伴うヤングアルコホーリック　自己記入式ADHDチェックリスト（DSM-IV-R）を使用した研究．精神医学 43：1011-1016，2001.

第3章

軸評価に基づいた
問題別対応編

この章では，アルコール・薬物使用障害者が抱えやすい問題点について，4つの
カテゴリー（軸）に分けて解説している．

1軸：アルコール・薬物使用障害の重症度
2軸：アルコール・薬物使用障害と社会的問題
3軸：アルコール・薬物使用障害と身体的問題
4軸：アルコール・薬物使用障害と精神的問題

日常の臨床で出会うそれぞれの症例で，アルコール・薬物使用障害者が抱えやす
い問題点をカテゴリー（軸）で分類，それらの問題点を提示するとともに解決の
ヒントとしてこの章を活用してほしい．

I-1 1軸：アルコール・薬物使用障害の重症度
アルコール使用障害 AUDIT-C 高得点者の対応

基本知識

- AUDIT-C とは，アルコール使用障害をスクリーニングするための 3 つの質問項目である[1,2]．
- 男性で 5 点以上，女性で 4 点以上であれば，アルコール使用障害を疑う[3]．

表　AUDIT-C[4]

1. あなたはアルコール含有飲料をどのくらいの頻度で飲みますか？ 　　0. 飲まない　　1. 1 か月に 1 度以下　　2. 1 か月に 2〜4 度 　　3. 1 週に 2〜3 度　　4. 1 週に 4 度以上
2. 飲酒するときには通常どのくらいの量を飲みますか？ 　　ただし，日本酒 1 合＝2 ドリンク*，ビール大瓶 1 本＝2.5 ドリンク 　　　　　　ウイスキー水割りダブル 1 杯＝2 ドリンク，焼酎お湯割り 1 杯＝1 ドリンク 　　　　　　ワイングラス 1 杯＝1.5 ドリンク，梅酒小コップ 1 杯＝1 ドリンク 　　0. 1〜2 ドリンク　　1. 3〜4 ドリンク　　2. 5〜6 ドリンク 　　3. 7〜9 ドリンク　　4. 10 ドリンク以上
3. 1 度に 6 ドリンク以上飲酒することがどのくらいの頻度でありますか？ 　　0. ない　　1. 1 か月に 1 度未満　　2. 1 か月に 1 度 　　3. 1 週に 1 度　　4. 毎日あるいはほとんど毎日

AUDIT-C の点数は 3 つの質問の回答肢番号を合計して求める．
*　1 ドリンクは純アルコール 10 g．

基本対応

- AUDIT-C のスクリーニングをもとに，高得点該当者について ICD-10 の依存症候群の診断基準，DSM-5 のアルコール使用障害の診断基準を用いて評価する．

```
AUDIT-C：男性 5 点以上／女性 4 点以上
          ↓
ICD-10：依存症候群　3 項目以上　→依存症候群
DSM-5：アルコール使用障害　6 項目以上　→重症群
```
図　依存症候群とアルコール使用障害の診断手順

- AUDIT-C はアルコール問題を拾い上げる簡便なテストであり，企業や地域での保健指導の際にもスクリーニングに広く使用されている．
- AUDIT-C 高得点かつ ICD-10 の依存症候群，DSM-5 のアルコール使用障害に当てはまるケースは，社会的問題（2 軸），身体的問題（3 軸），精神的問題（4 軸）にも問題を生じていることが多いため，それぞれの軸に含まれる他の問題についても評価を行ったほうがよい．

対応法あれこれ

- ICD-10の依存症候群，DSM-5のアルコール使用障害（重症群）に当てはまる者に対しては積極的に専門医療機関への受診を勧める．
  また，症状によっては専門医療機関への入院加療も考慮する．
- 社会的問題（2軸），身体的問題（3軸），精神的問題（4軸）が軽度で外来治療を希望する場合は定期的な通院，内服薬の処方等を勧め，通院が途切れないようにサポートし自助グループへの参加も促す．
  （処方例：レグテクト6T　分3毎食後，ノックビン0.2g　分1起床時）

文　献

1) Bush K, Kivlahan DR, McDonell MB, et al.：The AUDIT alcohol consumption questions（AUDIT-C）：an effective brief screening test for problem drinking. Ambulatory Care Quality Improvement Project（ACQUIP）. Alcohol Use Disorders Identification Test. Arch Internal Med 3：1789-1795, 1998.
2) Bradley KA, Bush KR, Epler AJ, et al.：Two brief alcohol-screening tests From the Alcohol Use Disorders Identification Test（AUDIT）：validation in a female Veterans Affairs patient population. Arch Internal Med 163：821-829, 2003.
3) Osaki Y, Ino A, Matsushita S, et al.：Reliability and validity of the alcohol use disorders identification test-consumption in screening for adults with alcohol use disorders and risky drinking in Japan. Asian Pac J Cancer Prev 15（16）：6571-6574, 2014.
4) 廣　尚典，島　悟：問題飲酒指標AUDIT日本語版の有用性に関する検討．日本アルコール・薬物医学会誌31：437-450，1996．

I-2 1軸：アルコール・薬物使用障害の重症度
薬物使用障害　重症度評価項目（松本俊彦作成）高得点者への対応

 基本知識

　薬物使用障害は，乱用する薬物の種類や薬理作用によって，使用コントロール喪失の様態や渇望の強度，離脱症状の有無，さらには，薬物使用によって誘発される医学的障害などに大きな違いがある．また，薬物の種類によって法規制や社会的許容度も異なり，結果として，薬物使用に関連する社会的障害にも大きな差がある．

　そのようななかで，さまざまな薬物の使用障害患者に共通してみられる最大公約数的特徴とは，「使用コントロールに対する問題意識の自覚」，ならびに，「使用中止時の不快感やパフォーマンス低下の自覚」であろう．

 基本対応

　そこで，本書の「第1章総論　Ⅱ　診断総論 2-2（p.12）」で触れた，薬物使用障害に関する自記式評価尺度 DAST-20 から，重症度を反映する質問項目を5つ抽出し，薬物使用障害そのものを評価する際の着眼点とすることを提案したい（表1）．

表1　基本対応決定のための5項目

過去12か月以内に……
①薬物を使わずに1週間を過ごすことができない［DAST-20（4）］
②薬物使用を止めたいときには，いつでも止めることができない［DAST-20（5）］
③薬物使用に対して後悔や罪悪感を感じたことがある［DAST-20（7）］
④あなたの配偶者（あるいは親）が，あなたの薬物使用に対して愚痴をこぼしたことがある［DAST-20（8）］
⑤薬物使用を中断したときに，禁断症状（気分が悪くなったり，イライラがひどくなったりすること）を経験したことがある［DAST-20（17）］

 対応法あれこれ

　依存性薬物の使用が認められる患者に対しては，上記の基本対応5項目に関する問診を行い，その結果を治療方針決定の参考にするとよい（ただし，睡眠薬・抗不安薬や鎮痛薬の場合，治療目的による臨床用量範囲内の使用は含まない）．

　あくまでも1つの目安として，次のような治療方針が考えられる（表2）．

表2 薬物使用障害の治療方針の目安

レベル1	1つのみ該当 （但し基本対応項目①を除く）	一般外来における薬物使用に関するモニタリング
レベル2	2つ以上該当 （但し基本対応項目①を除く）	薬物依存症専門外来でのフォローアップ
レベル3	2つ以上かつ基本対応項目①が該当	週2回以上の集中的外来フォロー，もしくは入院治療・入所施設での回復プログラム参加

- 基本対応項目④「あなたの配偶者（あるいは親）が，あなたの薬物使用に対して愚痴をこぼしたことがある」のみ該当する場合：本人は十分な問題意識を持っておらず，薬物依存症外来への紹介にも抵抗する可能性が高い．そこで，すでに治療関係のある援助者とのあいだで，定期的に薬物使用状況をモニタリングし，「薬物使用の功罪」について率直に話し合える関係性を維持・継続し，専門的介入の機会をうかがうのが妥当であろう．

- 基本対応項目④に加えて，①を除く他の3つの項目のいずれか一つ以上が該当する場合：薬物使用による何らかの否定的な結果が生じているか，多少とも使用コントロール喪失を自覚している可能性が高い．これは，専門外来でのフォローを要する事態であるとともに，患者側も医療者からの提案を受け入れやすい心境であると考えられる．

- 基本対応項目①〜⑤のうち，①を含む2つ以上の項目に該当する場合：その患者は，通常の専門外来でのフォローでは治療として不十分である可能性がある．というのも，わが国の専門外来では，通常，患者とのコンタクト頻度は週1回が最大であり，1週間の使用中断ができないということは，外来通院だけでは薬物使用の歯止めとならないからである．その場合，治療的なコンタクトの頻度を週2回以上に高める工夫（例：自助グループへの参加や民間リハビリ施設の通所利用，医療機関や精神保健福祉センターの再発防止プログラムやデイケアなどの併用），もしくは，専門病棟での入院治療プログラムや民間リハビリ施設入所なども考慮すべきである．

- 最終的な治療方針の決定は，薬物使用が引き起こす社会的問題，あるいは心身の医学的障害の程度を総合して判断がなされるべきものである．また，本人のニーズやこれまでの治療関係の経緯といった個別的要素を考慮し，医療者からの一方的な「押しつけ」とならないことは，きわめて重要である．

　最後に，本節で提案した，薬物使用障害の重症度評価の着眼点については，今後，その妥当性に関する検証が必要なものであることを付記しておく．

II 2軸：アルコール・薬物使用障害と社会的問題

1 暴力/DV がある場合の対応

 基本知識

　物質使用障害を抱える人は，暴力やドメスティックバイオレンス（DV）の被害者や加害者になることが多い．治療を受けている物質使用障害を抱える男性の場合では身体的および性的な DV で加害者になる割合が一般人口の 4 倍[1]と報告されている一方，同様の状態の女性は一般人口と比較して，DV の被害者になる割合が高いことが知られている[2]．よって，支援者は物質使用障害を抱える人と暴力や DV が深い関係にあることを熟知する必要がある．

　わが国において，アルコール医療が DV の予防と防止の一部を担うことが期待されてきたが，臨床現場においてその整備がされてきたとは言い難い．その一方，英国では，依存症治療を受ける男性加害者のうち，自分の暴力問題を他人に話したことがあるのは半数のみで，さらに援助を求めたことがあるのはさらにその半分の人のみであることがわかっている[3]．その英国で，現場で働くスタッフが安全かつ有効に暴力問題を聴取し介入するために，必要な能力や知識を明確化したフレームワークが開発された[4]．このフレームワークは 9 つの項目で構成され，支援者の持つべき知識や態度について触れている．基本対応 1 はこれらを踏まえた構成内容になっている．

 基本対応1　加害者に対して

- 相談者との関係構築（アライアンス）を重視し，非批判的態度で接する．和して同せず，という態度が望ましく，責めるような態度は厳禁である．
- 当面の目標として，物質使用障害を抱える人が暴力や DV の問題を，支援者に相談ができることを掲げる．
- 対応と同時に，その暴力や DV の被害者についての危険性の評価と対応を開始し，変化の後に起こる可能性の高い良い結果の共有を図る．
- この問題に対応している支援者同士のスーパービジョンも行う．
- 物質使用障害自体の治療や対応も重視する．
- 治療の進展にもかかわらず，暴力や DV が続く場合，衝動性の原因となるような発達障害などの精神科疾患の併存や被虐待などの生育歴の問題も考慮する．
- 物質使用障害が収まればそれら暴力の問題も自然に回復するものばかりではないことも念頭に置く．

基本対応2　被害者に対して

1. 被害者が物質使用障害を抱える人のパートナーである場合，「第1章総論　V法的事項と支援者や家族に対する対応❸家族への対応（p36）」を参考に，以下を考慮する．
   - 被害者自身の心理的健康の改善，つまり安全とその安心感を得ることを最優先課題とする．
   - 物質使用障害を抱えている人との関係の改善も目指す．
2. 被害者が物質使用障害を抱える人自身の場合，以下の点を考慮する．
   - 物質使用問題とDV被害の問題が，どちらが先かも考慮する．DV被害が物質使用の問題に先行してDV被害があった可能性も考慮する．
   - DV被害による心理的苦痛感が先行しており，自己治療的に苦痛を緩和する目的で物質問題が増悪してきた場合には，特にDVへの介入を優先的にする．
   - 警察の相談窓口，避難先となるシェルター，DV相談窓口などの連絡先を事前に把握しておく．

対応のポイント

　物質使用障害と暴力やDVは密接な関係にある．加害者と被害者の両方に配慮しつつ，物質使用障害の治療とともに解決を目指す．共通している重要なことは，まず実状を当事者が安心して治療者に打ち明けることができるかどうかである．その良好な治療関係の構築には，動機づけ面接法が有用である

文　献

1) Radcliffe P, Gilchrist G：You can never work with addictions in isolation：Addressing intimate partner violence perpetration by men in substance misuse treatment. Int J Drug Policy 36：130-140, 2016.
2) Feder G, Ramsay J, Dunne D, et al.：How far does screening women for domestic（partner）violence in different health-care settings meet criteria for a screening programme? Systematic reviews of nine UK National Screening Committee criteria. Health Technol Assess 13（16）：iii-iv, xi-xiii, 1-113, 137-347, 2009.
3) Hashimoto N, Radcliffe P, Gilchrist G：Help-Seeking Behaviors for Intimate Partner Violence Perpetration by Men Receiving Substance Use Treatment：A Mixed-Methods Secondary Analysis. J Interpers Violence. 2018 May 1：886260518770645. doi：10.1177/0886260518770645.［E-pub］.
4) Hughes L, Fitzgerald C, Radcliffe P, et al.：A framework for working safely and effectively with men who perpetrate intimate partner violence in substance use treatment settings. 2015.
   （https://www.kcl.ac.uk/ioppn/depts/addictions/research/drugs/Capabilities-Framework-Final.pdf）

II 2軸：アルコール・薬物使用障害と社会的問題

2 児童虐待を伴う事例への対応

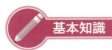

基本知識

　アルコール・薬物使用障害が児童虐待事例の危険要因となることが指摘されている[1,2]．全米のChild Protective Services（日本でいう児童相談所）における85％の機関が，不適切な養育の最大のリスク要因として，物質乱用と貧困を挙げたという．Andaらは，親にアルコール乱用が生じている場合はそうでない場合に比べて，子ども時代の感情的虐待，身体的虐待，性的虐待，DVの目撃を含む9種類の有害体験を持つことが多かったことを示した．アルコールや薬物問題が，児童虐待に結びつくメカニズムは表の通りである．

表　アルコール・薬物使用障害と児童虐待との関連

①物質乱用の薬理効果や依存が，親の養育行動を阻害する
アルコールや薬物の薬理効果として脱抑制，判断力の低下，その他の精神症状（幻覚妄想など）が，子どもに対する乱暴な態度や言葉あるいは暴力につながる．依存症者はアルコールや薬物に夢中になってしまうために，必要な養育を行わないパターンもある．
②慢性的な物質使用やそれにかかわる要因の影響
養育している最中のアルコールや薬物摂取のみでなく，過去の使用歴や長期的なアルコール薬物摂取と児童虐待が関係することが報告されている．長期の乱用者では，薬理的効果以外に生物―心理―社会における慢性の問題を生じ，これが虐待やネグレクトを起こす要因になる．
③合併する精神障害
うつ病や薬物誘発性精神病，統合失調症などを合併する精神障害やそれに伴う引きこもりや自傷行為など．

　物質依存のある親では，感受性や応答性の低い養育を生じる場合が多くなる結果，子どもに不安定型のアタッチメント*の割合が高くなる．アルコール依存症者のいる家庭で育った成人においてアルコール問題を生じやすいという傾向が指摘されてきた[1]．依存症者のいる家庭では機能不全を生じやすく，そこで育つ子どもに対人的な境界線や情緒的な発達に混乱を生じ，それを解消しようとして物質に耽溺するようになるという機序が想定されている．このようなアルコール問題の影響を受けて育った成人をACOA（Adult Children of Alcoholics）と呼び，このACOAをキーワードとして，親の否定的影響を語り直すカウンセリングや自助活動が行われている．アルコール問題以外の問題をもつ親でも同様の問題を生じていることがわかり，ACOD（Adult Children of Dysfunctional family）あるいは単にAdult Childrenという概念に拡張して，自分の家族環境を振り返るようになっている．近年の研究で，依存者のいる家庭で育った子どもが青年期や成人になった場合には，アルコールや薬物の問題のみでなく，気分障害や人格障害，摂食障害などの精神障害，健康上の問題，学校不適応，犯罪，自殺，自尊心の低下など広範囲の問題が多いことが示されており，これが更に子どもへの虐待に結びついてしまうことがある．このように，児童虐待と依存症が絡み合いながら，世代間連鎖しており，これを防ぐ意味で，依存症を持つ養育者に対す

る子育て支援を行う必要がある．

＊アタッチメント：アタッチメントとは，「子どもが不安を感じたときに，それを養育者に対する近接を維持することで，安全と安心感を回復するというケアの探索に関する関係性やその結果として成立するシステム」であるとされる．アタッチメントが安定的に発達した場合（安定型という），心の中に安心感が蓄積し不安定な感じがしなくなり，いざとなれば守ってもらえるという感覚がその後の感情調節機能や共感性のもとになるとされる．一方，養育者が安全基地の役割を十分果たせない場合には，不安定なタイプを生じるとされる．

基本対応　発見とケースワーク

子どもや親の行動，態度，言動，生活状況，特に児童の示すトラウマ反応や愛着障害の有無を検討し，虐待の兆候の発見とその重症度の評価を行う[1,2]．児童が外傷で受診しながら，受傷状況について親の説明が矛盾したり，一貫しない場合は虐待を考慮する必要がある．さらに身体の診察，病歴のレビュー，心理所見や虐待に関する直接的な問診を通じて，虐待の有無を総合的に判断する．虐待が疑われた場合，どのように介入するかということよりも，まず児童相談所への通告を行うことが専門家の責務である．子ども虐待に関しては，必要に応じ守秘義務を超えてもよいことが法律上明記されている．

対応法あれこれ　アルコール・薬物依存症を持つ親への支援

アディクション（嗜癖）問題を持つ親の援助においては，以下の点を考慮する必要がある．

- **子育て支援機関へのつなぎ**：依存症者にとって，保健・医療機関であまりよいサポートを受けた体験がない場合が多く，子育てについて相談したい気持ちがあっても，援助を受けることへのためらいが強い．依存症を持つ親を子育て支援サービスにつなぐ場合には，相談先と連絡をとる，または相談に行く場合に付き添うなどの細やかな対応が望ましい．
- **関連機関の連携**：児童福祉と依存症の関連機関および福祉や日常的なサポートを行う機関（保健所や市町村など）とで連携することが有効である．市区町村では「要保護児童対策協議会」という合同の会議を行う仕組みがあるので，その開催を提案することが有効である．
- **親自身の回復と子育てのバランスを援助すること**：親としてがんばらせるところと，親自身の心身生活の回復を優先するところの仕分けを手伝うことが有用である．物質使用をやめることが目標になるが，すぐにそれが果たせなくてもとりあえず治療を続けていくことを優先的な目標とすべきである．保育所や児童福祉施設の利用で子どものケアの負担を減らして，依存症治療に集中させる時期を作ることも有用である．
- **物質使用障害を持つ親に特化した子育て援助**：欧米では，物質使用障害を持つ親に対して，子どもの発達に関する教育から，スキル訓練，家庭訪問などが行われている[1]．日本では，ダルク女性ハウスが，依存症を持つ母と子どもに対するプログラムを先駆的に行っている[3]．その中には①「ママミーティング」（依存症の母のみのグループ），②「母子プログラム」（母子が一緒に参加する会），③「親子キャンプ」（毎年行うキャンプ），④24時間のメール・電話相談を行っている．こうした試みを参考にして，依存症をもつ親への支援を行うことが望ましい[3]．

文　献

1) 森田展彰：アルコール・薬物の問題．奥山真紀子，西澤　哲，森田展彰 編著：虐待を受けた子どものケア・治療．診断と治療社，東京，pp151-164, 2012.
2) 日本子ども家庭総合研究所 編：子ども虐待対応の手引き―平成25年8月厚生労働省の改正通知．有斐閣，東京，2014.
3) オフィスサーブ：親になるって，どうゆうこと?!―シラフで子どもと向き合うために―．NPO法人ダルク女性ハウス，2009.

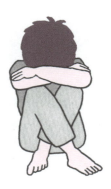

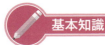

II 2軸：アルコール・薬物使用障害と社会的問題
3 犯罪を起こした場合への対応

基本知識　犯罪とアルコール・薬物依存症の関係

- **使用や所持自体が犯罪である場合**：覚醒剤など違法性薬物の使用や大麻の所持，飲酒運転では，使用そのものが犯罪として処罰の対象になる．
- **アルコール・薬物使用が，犯罪のリスク要因となる場合**：アルコール・薬物による欲求や急性の中毒症状が，衝動性や判断力低下により酩酊状態での運転や暴力，自傷行為あるいは性犯罪などの衝動的な行動を行ってしまう場合がある．飲酒下の犯罪の精神鑑定では，急性中毒のモデルを中心に考えられており，異常酩酊（飲酒による極端な興奮や意識変容など）の有無や程度をもとに責任能力を判断される．一方，慢性的な中毒としてうつや精神病症状や社会経済的な問題により，逸脱的な行動を生じる場合がある．
- **犯罪・非行行動を行うことが，アルコール・薬物使用に結びつく場合**：逸脱的な行動をとる際の反社会的な仲間とのつきあいがきっかけとなり，薬物やアルコールの使用に誘われるなどして，使用障害のリスクが高まる．危険な行動をとることによる逮捕やトラブルにより，生活破綻や心身の痛みを生じ，それが飲酒や薬物の使用動機となる．
- **犯罪行動と依存症が共通の要因を持つ場合**：刺激希求性や反社会的傾向などの性格や生育期の逆境的な体験あるいはストレスなどが犯罪と依存症の両方に共通する要因となることがある．

以上のような物質使用と犯罪の関係の仕方を，患者と検討することが有用である．長期的なパターンとして物質依存症が生じ，それが犯罪に関係している場合には，断酒・断薬を目標とする依存症治療の導入が必要である．一方，酩酊などの急性の問題が犯罪にかかわっていても，依存症に至っていない場合には断酒・断薬を強制するよりは，リスクの低い物質使用の方法を目指す方法も検討すべきである．

基本対応　違法薬物の所持や使用の犯罪

薬物の所持や使用に関する法律を表に示した．医師が，使用を知ったときの通告についての法的な取り決めは以下の2つである．

① 麻薬および向精神薬取締法では「医師は，診察の結果，受診者が麻薬中毒者であると診断したときは，すみやかに都道府県知事に届け出なければならない」これに基づいて届出をする窓口は，都道府県薬事行政を管轄する部署（薬務課）である．ちなみに覚せい剤取締法では通告の義務はない．

② 刑事訴訟法で，「公務員（官吏又は公吏）は，その職務を行うことにより犯罪があると思料するときは，告発をしなければならない」とされる．

表　薬物における法規制

薬物	法律名	処罰
大麻	大麻取締法	所持は違法最高で10年以下の懲役または情状により10年以下の懲役および300万円以下の罰金の併科となる．使用（吸食）を犯罪とする規定はない
アンフェタミン，メトアンフェタミン	覚せい剤取締法	所持，使用は違反．最高で無期もしくは3年以上の懲役，または情状により無期もしくは3年以上の懲役および1,000万円以下の罰金の併科
ヘロイン，モルヒネ，コカイン，LSD，MDMAなど	麻薬及び向精神薬取締法	所持，使用は違法．最高で無期もしくは3年以上の懲役，または情状により無期もしくは3年以上の懲役および1,000万円以下の罰金の併科
あへん（けし）	あへん法	あへんの輸入，輸出，収納および売渡を行い，けしの栽培並びにあへんおよびけしがらの譲渡，譲受，所持等について取り締まる
シンナー，トルエンなどの有機溶剤	毒物及び劇物取締法	摂取・吸入をすると犯罪となる．摂取・吸入目的の所持やそのことを知っての販売も同様である
危険ドラッグ	医薬品医療機器法	指定薬物の輸入，製造，販売，授与目的での貯蔵または陳列の禁止に加え，所持，使用，購入，譲受けについても禁止．違反すれば，3年以下の懲役若しくは300万円以下の罰金

①により，麻薬および向精神薬の使用の場合には，守秘義務を超えて，薬務課に通告することができる．また，他の覚せい剤や大麻でも②の規定で通報することもできる．しかし，依存症を治療する医師として，使用や所持についてすべて通報するのでは，依存症者との治療関係上の信頼感は損なわれてしまい，治療中断や本当のことを言えない関係になってしまうので，単純使用の犯罪の場合には通報せずに治療を優先することが多い．これは医師の裁量権として認められるという考えが主流である．ただし，こうした判断は，事例や医師によって幅がある．

対応法あれこれ

基本対応で述べたような医師が通報の是非について裁量できるのは，警察を経由せず，治療関係が当事者との間に成立している場合であるが，受診自体に警察などがかかわっている場合は異なる対応になる[1]．警官が違法性薬物の使用を知りながら病院に連れてくる場合，単純な逮捕のみで対応できない精神症状（幻覚や妄想や意識障害等）が存在する可能性がある．その場合は，精神症状を軽減するための外来または入院を行うことになる．自傷・他害のおそれが強い場合には，精神保健及び精神障害者福祉に関する法律24条の警察官による通報あるいは同第26条の2の精神病院の管理者の名前で通報，緊急措置あるいは措置入院を選ぶことになる．こうした経緯で入院した場合には，退院後，入院時に対応した警察官に委ねることになる．逮捕などの刑事手続きが行われる場合には入院中に投与していた投薬について伝えて，適切な薬物療法が継続できるようにする．治療行為として医師の指示による尿検査を行う場合は，それは証拠にならない．しかし，入院前は警察が違法性薬物の使用をつかんでいなかったが，措置入院中に，強制採尿の令状の執行がなされ，尿中覚せい剤が陽性なら急性期治療終了後に逮捕ということもある．

解 説

　物質使用に関連する「犯罪」では，処罰などの司法的な枠組みと治療の両方が必要な場合が多い．違法性薬物の単純使用については海外では，厳罰よりも相談や治療につながることを重視するハームリダクションの考え方が中心となっている．一方，暴力や性犯罪など被害者に重大なダメージを与える犯罪の場合，「ゼロトレランス」つまり1回でも許さず説明責任をきちっと取らせていく原則が重視される．このように犯罪の内容や物質使用との関連の仕方によって必要な対応が変わるが十分なコンセンサスがない面もあり，今後精神医学や司法や地域支援などさまざまな立場から議論が必要である．

文　献

1) 松本俊彦：薬物依存臨床における司法的問題への対応．こころのりんしょうa-la-carte　29(1)：113-119, 2010.

II 2軸：アルコール・薬物使用障害と社会的問題
4 飲酒運転をしている場合への対応

 基本知識

　アルコール依存症者の診療をしていると，家族等から「飲酒運転を止めさせてほしい」という相談を受けることがある．また，本人から「警察署に免許の更新に行ったら診断書が必要と言われた」と作成を依頼されることもある．

　近年の数次にわたる刑法や道路交通法の改正により飲酒運転に対する厳罰化が進んでいるところであるが，加えて，2013年の道路交通法の改正により，「運転に支障を及ぼしかねない一定の病気（アルコール依存症も含まれる）」に関し虚偽の申告をして運転免許を取得・更新した場合は，1年以下の懲役または30万円以下の罰金が科されることとなった．

　さらに，同法101条の6第1項においては，「医師は，その診察を受けた者が（中略：「アルコールの中毒者」を含む運転に支障のある状態が規定されている）～に該当すると認めた場合において，その者が免許を受けた者（中略）であることを知ったときは，当該診察の結果を公安委員会に届け出ることができる」とされた．

 対応法あれこれ

- 飲酒運転の危険性，厳罰となること，取り返しのつかない事態を引き起こしかねないことを説明する．（飲酒運転に対する罰則や飲酒運転被害者の手記等がいくつかの警察本部のウェブサイトで公開されている）
- 家族の協力が得られるようであれば，車や鍵の管理等で協力を仰ぐ．
- 傾聴やスリップ（再使用）を糧とする許容的な態度は依存症治療の根幹だが，飲酒運転に関しては「許容されない」という厳格さも必要となろう．また，そのような指導を行ったことは診療録に記載しておく．
- 指導に従わないときには，道路交通法101条に基づく公安委員会への届け出も考慮に入れる．同法101条の6第3項には，当該届出が刑法等の守秘義務に妨げられない旨が記されている．届出の実際については，日本医師会がガイドラインを作成している[1]．
- しかしながら，治療を継続している者は治療者と一定の信頼関係が築かれていることが多く，このような届出を考慮することはまれである．むしろ治療につながらない，若しくは中断となったアルコール依存者が心配である．
- 免許の取得・更新時に申請者は運転に影響のある病気等に関する質問票の提出が義務づけられたが，その回答内容によっては，運転能力に関する診断書（p95コラム参照）を主治医から取得するよう求められることがある．この記載に関しては，日本精神神経学会がガイドラインを発表している[2]．

文献

1) 日本医師会：道路交通法に基づく一定の症状を呈する病気等にある者を診断した医師から公安委員会への任意の届出ガイドライン．日本医師会，2016．
2) 日本精神神経学会：患者の自動車運転に関する精神科医のためのガイドライン．日本精神神経学会，2014．

---

column
診断書記載にあたっての留意点

患者の自動車運転に関し，公安委員会あてに医師が記入する診断書では，3の「現時点での症状（運転能力及び改善の見込み）についての意見」がもっとも重要であると考えられるが，この部分の記載に関して，日本精神神経学会の「患者の自動車運転に関する精神科医のためのガイドライン」では下記のように記されている．

・イのみを選択し「イ-1」を選択しない場合は，「拒否又は取消し」となる可能性が高いので，ある程度の期間の後に再評価ができる可能性のある場合は，できるだけ「イ」のみでなく，「イ-1」を選択する．

なお，本ガイドラインでは「ア」を選択すべき状態として，統合失調症や双極性障害を念頭に記載されているため，アルコール依存症の場合には判断に迷うところもあるが，例えば当院では直近の一定期間（半年程度を目途とすることが多い）に断酒の継続ができている等により寛解を維持できていると判断することができれば，「ア」を選択することが多い．

図　公安委員会提出用診断書[2]

II-5 2軸：アルコール・薬物使用障害と社会的問題
就労問題（欠勤などを含む）を伴う場合への対応

 基本知識

- アルコール使用障害には就労問題が伴うことが多いが，就労問題への対応を検討する場合，便宜的に「現在就労中」であるケースと「現在未就労（失職中）」であるケースに分けて考えるとわかりやすい．
- 現在就労中であるケースでは，二日酔いによる遅刻，欠勤，能率低下，作業中の事故，職場での酒臭，業務中もしくは昼食時の隠れ飲酒，通勤や業務中の酒気帯び運転などのアルコール関連問題のために，すでに職場で事例化している場合もある．アルコール関連健康障害のために休業・休職を繰り返している場合もある．
- 依存症治療が開始されて以降は，入院，通院，自助グループ参加などのために遅刻，早退，休暇などが必要となることがあり，これらによる業務への支障も起きうる．
- 現在未就労であるケースでは，アルコール関連問題が原因で職を失っている場合や，また合併する精神疾患（うつ病，躁うつ病，不安障害，発達障害，認知症，など）により再就労のための機能低下をきたしていることもある．
- 若年発症の場合，就労の経験や勤労の習慣が不十分なこともありうる．

 対応法あれこれ

【現在就労中】のケース
- 職場の上司，人事担当者，産業医および産業保健師との連携は非常に重要である．まず，彼らから本人の就労状況，就労上の問題点について十分な情報を得ることが大切である．そのうえで，会社側に対して，治療のポイントとなる時点で主治医としての診断，重症度，現在必要な治療，今後の治療の見通しなどについて，可能な範囲の情報提供を行い，就労継続もしくは職場復帰に関する主治医の意見を明確に述べ，理解と協力を求める．業種により職場の飲酒風土はさまざまであるため[1]，主治医としてはその職場において飲酒がどのように受け入れられているかも大切な情報となる．
- このような情報交換に当たっては，本人の了解が必須であり，主治医と患者は協力して就労継続もしくは職場復帰への努力を行う．
- 主治医と産業保健業務従事者は，立場を異にしていることをお互いによく理解したうえで，協力関係を構築する必要がある．同じ医師であっても，精神科医と産業医は異なるバックグラウンドを持つ存在であることを考慮する．
- 職場復帰を焦ることが再飲酒につながることはしばしばであり，主治医としては慎重な姿勢が必要であるが，早期の職場復帰が断酒継続に対してプラスに働くこともあり得ることを知って

おきたい.

【現在未就労】のケース

- 「就労を目指すのは，まず断酒の習慣を確立してから」という旧来の考え方にこだわり過ぎないほうがよい．断酒継続支援と就労支援は並行して行ってよい．たとえば「事前に訓練するのではなく，就労してから訓練する」という個別就労支援プログラム（Individual Placement and Support：IPS）の考え方が参考になる[2].

- 一般企業への就労を支援すると同時に，既存の障害者就労支援制度の利用も考慮する．アルコール依存症は，その診断名のみでは精神障害者保健福祉手帳の対象とならないことも多いが，合併する精神科疾患名（アルコール性精神病，気分障害，アルコール性認知症）の記載や，日常生活能力，就労能力の障害となる症状，状態を記載することにより，同手帳の対象となりうる[3].

文　献

1) 廣　尚典：職場の飲酒風土とその影響に関する検討．日本アルコール関連問題雑誌 12：59-61，2010.
2) 大石雅之：アルコール依存症と就労（当院における過去の反省とデイケアから就労支援へのシフト）．日本アルコール関連問題雑誌 16：21-28，2014.
3) 宮岡　等：精神障害者保健福祉手帳の判定マニュアルの作成及び実態把握に関する研究：平成 26 年度総括・分担研究報告書：厚生労働科学研究費補助金障害者対策総合研究事業（精神障害分野）．pp53-55，2015.

II 2軸：アルコール・薬物使用障害と社会的問題
6 高齢者のアルコール問題への対応

 基本知識

- 2013年の飲酒実態の調査では，AUDITで8点以上の者の割合は，65〜69歳男性では約25％，70代男性では約20％であった．70代男性での割合は，2003年，2008年調査に比べて増加していた[1]．
- 高齢者の人口の増加に伴い，高齢者のアルコール使用障害も増加している．
- 高齢者の場合，加齢とともにアルコールへの感受性が高くなる．加齢とともに，以前と同じ量の飲酒であっても運動機能と認知機能に影響を受けやすくなる．そのため，高齢者では，比較的少量の飲酒であっても，さまざまなアルコール関連問題を引き起こすことに注意が必要である．
- 身体的な影響については，若年者に典型的な肝機能障害，膵炎などの合併症の頻度は比較的少なく，がん，脳梗塞，身体衰弱といった非特異的な合併症が多い．
- アルコール離脱症状も，手指振戦や発汗などの典型的な離脱症状よりも，注意・集中力障害などの軽度の意識障害が遷延するような病像を呈しやすい．

 基本対応

　高齢者では，若年者によくみられる仕事に関連する問題が出にくいため，飲酒のコントロール喪失があったとしても，飲酒の問題が表面化しにくく，家族も飲酒を容認する傾向がある．アルコール問題が顕在化するきっかけとして，次のようなものがある．
・頻繁なふらつき，転倒
・酩酊して外で保護される，頻繁な救急搬送
・失禁
・酩酊時の暴言，暴力
・物忘れ
　高齢者の飲酒問題を発見するために，AUDIT，SMAST-Gなどのアルコール問題のスクリーニングテストが有用であることが知られている[2]．

 対応法あれこれ

- 高齢者では，飲酒量も若いころより減っているため，飲酒問題があるとまったく考えていないことも多い．
- 飲酒問題に直面化させるよりも，「心身の健康維持のため」などとした緩やかな介入のほうが受け入れられやすい．本人のプライドを傷つけないように配慮することが必要である．

- 家族も飲酒問題をあまり深刻に考えていないことも多く，「多少なら」と飲酒を容認することもあるため，家族に対する指導も重要である．
- 定年後に自由な時間が増加したことがきっかけで飲酒が増えていることが多く，飲酒に代わる時間の過ごし方や趣味を見つけ，なるべく何もすることがない時間を減らすことを支援する．
- 人間関係が希薄になり，孤独感を感じることが飲酒増加につながりやすい．地域のコミュニティや自助グループへの参加を通して，飲酒を介さない人間関係を構築することが飲酒問題解決につながる．
- 離脱時に用いる向精神薬は，ふらつき，せん妄などの副作用に配慮し，なるべく少量で慎重に用いる．
- 抗酒薬は，高齢者では特に飲酒した場合のリスクが高く，慎重な使用が求められる．アカンプロサートのほうが比較的安全に用いることができる．
- 若年者と比べると高齢者のほうが飲酒についての予後は良好であることが知られている．

文　献

1) 尾崎米厚：WHO 世界戦略を踏まえたアルコールの有害使用対策に関する総合的研究．厚生労働省研究班報告書．pp19-28, 2014.
2) O'Connell H, Chin AV, Cunningham C, et al.：Alcohol use disorders in elderly people-redefining an age old problem in old age. BMJ327：664-667, 2003.

II 2軸：アルコール・薬物使用障害と社会的問題
7 女性のアルコール依存症への対応

 基本知識

　女性は体格の関係で，男性と同じ飲酒量であっても血中アルコール濃度が高くなりやすい．また肝臓も小さいため，アルコール消退速度も平均で男性の 3/4 程度と低くなっている．アルコール性肝障害でも週あたり 84 g〜156 g 以上のアルコール摂取という男性ではあまり問題とならない量でも，女性ではアルコール性肝障害や肝硬変のリスクが上昇する[1]．このように女性の飲酒は男性以上にリスクがある一方で，女性の飲酒は増加傾向であり，女性のアルコール使用障害も一般的になってきている．

　女性のアルコール使用障害は，気分障害，情緒不安定性人格障害，他の薬物乱用/依存といった他の精神疾患との合併が多く，これらの疾患が先行発症し，自己治療的に飲酒が増大しアルコール使用障害となることが多い．特に若い女性のアルコール依存症患者では摂食障害との合併が多く，20 代では 72％に上る[2]．発症までの経過では，女性は男性より飲酒開始年齢が低く，早期に依存形成するとされてきたが（テレスコープ効果），最近の調査では否定的な報告が多い[3]．臨床面では，否認が少なく自責感が強い，自分より他者中心で考える，不満や不安をうまく表現できない等，男性とは異なる特徴がある．一方で自助グループに対しては受容的である．また自己治療としての飲酒の側面が強いため，断酒を指導するだけでなく，飲酒の背景にあるさまざまな現実的な問題についても解決に向けた援助が必要であり，ソーシャルワーカーや地域との連携が，より重要になってくる．家族との関係では配偶者との関係が鍵になることが多く，配偶者自身が疾患や治療に無理解，非協力的なケースや，中には患者への暴力がみられるケースもあることから，患者−配偶者関係を慎重に評価する必要がある．

 対応法あれこれ

- 治療は，酒害教育や認知行動療法，自助グループ参加，薬物療法等，男性と同様のプログラムが中心になる．
- その一方で，女性にとって安心できる治療環境の提供や社会生活上の問題解決のための支援，女性だけの治療グループ形成もしくはプログラムなどもあるほうが望ましい．
- 治療者も女性が望ましいとする意見もあるが，チーム内での役割分担などの工夫をすれば，男性治療者でも臨床的にプラスとなり得る．
- 女性アルコール依存症者は，自責感が強い傾向にあり，直面化よりも支持的・受容的アプローチを多用する．
- 治療成績は，以前は男性より予後不良とされてきたが，実際には男女差はほとんどない．

文 献

1) Becker U, Deis A, Sørensen TIA, et al.：Prediction of risk of liver disease by alcohol intake, sex, and age：A prospective study. Hepatology 23：1025-1029, 1996.
2) Higuchi S, Suzuki K, Yamada K, et al.：Alcoholics with eating disorders：prevalence and clinical course. A study from Japan. British J Psychiatry 162：403-406, 1993.
3) 松下幸生：依存からの回復支援：女性の飲酒とアルコール依存．働く女性のストレスとメンタルヘルスケア．大平社，大阪，pp215-227，2017.

III 3軸：アルコール・薬物使用障害と身体的問題

1 問題飲酒を伴う脂質異常症への対応

 基本知識

- 低量の飲酒は HDL-C, TG を上昇させ，LDL-C を低下させる．
- 高 TG については，エタノールが肝臓で代謝される際の肝細胞内の NADH/NAD 比の上昇による中性脂肪合成基質の増加や脂肪酸の β 酸化の抑制が起こり，高 TG 血症となる．高 TG 血症により，肝臓内の中性脂肪や内臓脂肪が上昇する[1]．
- 節酒や断酒により高 TG 血症は速やかに改善されることが多く，抗高脂血症薬の投与を必要としない場合もある[1]．
- HDL-C 値上昇については，HDL-C の主要構成アポリポ蛋白 A1 の産生亢進による[1]．
- 糖尿病との合併が高 TG 血症，低 HDL 血症を助長する[1]．
- 高 TG 血症の治療を長期化させないためにも，治療開始とともに飲酒量を正しく把握し，早期に節酒，禁酒指導をすることが肝要である．

 基本対応

- 採血時には，LDL-C, HDL-C, TG のみでなく，以下の項目（表1）を追加し，肝機能のスクリーニングや他の合併症のスクリーニングをすること．薬の副作用検査のためにも CPK, AST/ALT を行うことが必要である．

表 1　飲酒に関連する血液検査項目

AST/ALT	スタチン系薬剤の副作用の確認とともに，アルコール性肝炎のスクリーニング．脂肪肝の合併にも注意．異常があれば積極的に腹部超音波検査を実施．スタチンの副作用は長期使用後にも発現の可能性があり，定期的（半年に 1 度）に行うこと
γ-GTP	アルコール性障害の指標，2 週間で半減する
WBC	肝炎の指標
Hb	飲酒による大球性貧血のスクリーニング
MCV	80 fL 以下で大球性貧血（葉酸不足）がある場合，飲酒も原因と考える
Plt	肝硬変で低下
BUN/Cre	脱水や，Cre は腎炎の指標
T-Bill	肝炎の指標
TP/Alb	肝硬変や食事摂取不足による低栄養評価
Na	低 Na 血症は食事摂取不足者に多い．倦怠感などがあれば補正を行う
HbA1c	大量飲酒者に血糖コントロール不良が多いため
UA	大量飲酒者に高尿酸血症が多いため

対応法あれこれ

- 3度の食事以外に，飲酒とともに摂取する食事についても詳細に把握する．
- 中高年では，過剰なサプリメント摂取にも注意すること（基材として油脂が多い）．
- TGは短期間での変動が大きいため，健康診断など経年変化の記載のある資料があれば提出してもらうと，その鑑別に有用である．
- 血液検査で重症肝炎を疑う場合や血液検査・腹部超音波検査で肝硬変を伴う場合は専門医療機関受診を勧める．
- 高TG血症により内臓脂肪が増加し，いわゆる「ビール腹」「中年太り」になるが，節酒・禁酒で改善することが多く，実感しやすいので指導時に有用である．
- 禁酒が必要，あるいは禁酒を望む場合は地域の断酒会の開催日程を調べておき，外来日と合わせるなどの工夫をすれば，断酒会参加率も上昇する．

文 献

1) 堀江義則：飲酒と関連する内科的疾患：診断と治療 98：1921-1927，2010．

III 3軸：アルコール・薬物使用障害と身体的問題

2 問題飲酒を伴う糖尿病への対応

基本知識

- 飲酒による高血糖については，膵臓障害に伴うインスリン産生の低下，末梢でのインスリン抵抗性増加に伴う糖の利用低下などが悪化の原因として挙げられる[1]．
- アルコールそのもののカロリー，血清脂質に対する影響，食事療法の不徹底，糖新生の低下による低血糖など血糖コントロールを乱す要因も多い．特にグリコーゲン貯蔵の少ない肝硬変患者は低血糖を生じやすい[1,2]．
- アルコール1gが7.1 kcalに相当するため過剰摂取には注意が必要だが，糖質（炭水化物）については蒸留酒は計算に入れず醸造酒は計算に入れる．
- 欧米糖尿病患者のメタアナリシスでは低量飲酒者は心血管疾患の合併を抑制するとの報告もあるが，日本のJDCS（Japan Diabetes Complication Study）では飲酒はリスク要因である[2]．
- 外来治療を長期化させないためにも，糖尿病の治療開始とともに飲酒量を正しく把握し，早期に節酒，禁酒指導をすることが肝要である．

基本対応

- 採血時には，血糖，HbA1cのみでなく，以下の項目（表）を追加すること．特に直近では滴下血による迅速HbA1c測定器も普及しているが，初診時並びに定期的にそれ以外の検査を行うことを心がける．

表　飲酒に関連する血液検査項目

AST/ALT	アルコール性肝炎のスクリーニング．脂肪肝との鑑別が必要．異常があれば積極的に腹部超音波検査を実施
γ-GTP	アルコール性障害の指標，2週間で半減する
WBC	肝炎の指標
Hb	飲酒による大球性貧血のスクリーニング．貧血はHbA1c値に影響を与える
MCV	80 fL以下で大球性貧血（葉酸不足）がある場合，飲酒も原因と考える
Plt	肝硬変で低下
BUN/Cre	脱水や，Creは腎炎の指標
T-Bill	肝炎の指標
TP/Alb	肝硬変や食事摂取不足による低栄養評価．インスリン治療開始時は注意
Na	低Na血症は食事摂取不足者に多い．倦怠感などがあれば補正を行う
LDL・TG	大量飲酒による脂質異常症のスクリーニング
UA	大量飲酒による高尿酸血症のスクリーニング

- 初診時 HbA1c 6.5〜7.9％程度の糖尿病患者には一般的な経口糖尿病薬の処方とともに，飲酒量を聴取し，カロリー計算などを交えて節酒指導をする．良好なコントロールができるまでは，大量飲酒に特に気をつけるよう指導する．
- 初診時 HbA1c 8.0％以上の糖尿病患者は大量飲酒者である可能性が高く，積極的な節酒・禁酒指導が必要である．5合（100 g/日）を超える患者もまれではないため 60 g/日未満までの節酒を早期に指導すること．大量飲酒者でインスリン治療を開始する際は，低血糖のリスクが高いかつ節酒指導のため入院による導入が望ましい．

対応法あれこれ

- 糖尿病にかかわらず，治療初期かつ軽症者は治療離脱を強く希望するため，節酒指導と飲酒時の食事指導は有効である．特に非肥満者かつ醸造酒の大量飲酒者では体重減少に代わる目標値になる．
- 外来の待機時間にパッチテストや AUDIT を自主的に実施してもらうことも自身の体質の自覚や節酒に有用である．パッチテストでは，アセトアルデヒド脱水素酵素 2 型（ALDH2）欠損型であれば，節酒目標は 40 g 未満となり，AUDIT 20 点以上であれば，専門医療機関によるアルコール治療も積極的に勧める．
- 血液検査で重症肝炎を疑う場合や血液検査・腹部超音波検査で肝硬変を伴う場合は専門医療機関受診を勧める．
- 禁酒が必要，あるいは禁酒を望む場合は地域の断酒会の開催日程を調べておき，外来日と合わせるなどの工夫をすれば，断酒会参加率も上昇する．

文　献
1) 堀江義則：飲酒と関連する内科的疾患．診断と治療 98，1921-1927，2010．
2) 藤川るみ，伊藤千賀子：飲酒と糖尿病との関連を探る―糖尿病患者に対する適切な飲酒指導とは？―．Life Style Medicine 4（1）：30-36，2010．

III 3軸：アルコール・薬物使用障害と身体的問題

3 アルコール性肝硬変への対応

基本知識

- わが国のアルコール性肝硬変では，重度のアルコール性肝炎を繰り返し若年で肝硬変に至る例よりも，肝炎が重症化せずに長期に大量飲酒し緩徐に肝の線維化が進み，アルコール性肝線維症からアルコール性肝硬変に至る例が多い．
- 腹水や食道静脈瘤治療の技術が進歩し，肝硬変による肝不全や食道静脈瘤の破裂などではなく，肝細胞癌の進展で死亡する例が増えていると推察される[1]．
- アルコール性肝硬変で飲酒を継続した群は予後不良で，5年生存率は30％程度である．しかし，代償性肝硬変の状態で断酒した群では，ウイルス性肝硬変症例でウイルス排除に成功した症例と同様，その予後は比較的良好である．

基本対応

- ヒアルロン酸やIV型コラーゲン-7Sなどの線維化マーカーが高値の場合は肝線維症や肝硬変が疑われ，肝臓専門医の受診が勧められる．
- 肝線維症，肝硬変では，肝細胞癌のスクリーニングのため定期的な画像診断が必要である．
- 肝不全（肝性脳症）例では，蛋白制限（0.5～0.7 g/kg/日）をしたうえで，分岐鎖アミノ酸製剤を投与する．消化管出血や肝性脳症を認めない代償性肝硬変例では，総カロリーは標準体重1 kgに対し30～35 kcal，蛋白質は標準体重1 kgに対し1.0～1.5 gの高タンパク低脂肪の条件で十分なカロリーを補給する[1]．

対応法あれこれ

- 食道静脈瘤を認める場合は肝硬変の合併が強く疑われ，節酒ではなく断酒が望まれ，断酒できない例では使用障害の重症度（1軸），社会的問題（2軸）が軽度であっても，断酒の継続が必要であることを十分に説明しなければいけない．
- 腹水や脾腫，血小板低値などを認め，すでに肝硬変に至っている例は，ほとんどの症例で依存症である．使用障害の重症度（1軸）の問題，社会的問題（2軸）をほとんどの例で有しており，節酒ではなく断酒が必要であり，身体障害の加療もしくは治療終了後に，精神科医や専門医療機関への紹介が推奨される．
- 肝線維症などの肝機能障害に対し節酒指導後も問題飲酒を継続する場合は，アルコール・薬物使用障害の重症度（1軸），社会的問題（2軸）に含まれる他の問題についても評価を行い，問題があれば肝硬変に移行する可能性が高く，積極的に専門医療機関への受診を勧める．

文　献

1) 堀江義則：アルコール性肝硬変に対する治療．坂井田功 編：診断と治療のABC131 肝硬変．最新医学別冊，最新医学社，p119-128, 2018.

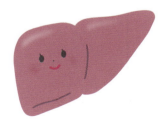

III-4 3軸：アルコール・薬物使用障害と身体的問題
飲酒による高トリグリセリド血症，高尿酸血症への対応

基本知識

- 長期にわたる飲酒は，血清トリグリセリド（TG）を上昇させることが知られている．
- 糖新生の低下のため，中性脂肪の合成基質である遊離脂肪酸の放出が起こる．
- エタノールが代謝される際の肝細胞内のNADH/NAD比の上昇によりβ酸化の抑制が起こり，遊離脂肪酸から作られたTGの基質であるアシルCoAが，アセチルCoAに変化されて解糖系で利用されることが抑制され，TGの合成が上昇する[1]．
- エタノールとして20g/日程度の習慣飲酒時には，HDLコレステロール（HDL-C）の上昇作用があり，虚血性心疾患のリスクを低下させるが，容量依存性はなく，摂取量が増えるに従い，TGの上昇によりむしろメタボリック症候群の誘引となる．
- 酢酸からアセチルCoAが合成されるが，この際ATPが消費されAMPから尿酸が産生される（図）．
- 飲酒に伴う高尿酸血症は，NADH/NAD比の上昇による高乳酸血症により，尿酸の腎排泄が乳酸と拮抗し低下することも関与している．このため，プリン体を含まない焼酎やウイスキーなどの蒸留酒の飲酒でも尿酸値は上昇する[2]．
- 高尿酸血症患者の94%が飲酒者であり，1日エタノール10〜14.9gの飲酒量でも痛風発作の危険度は1.32倍となる．容量依存性に尿酸値は上昇し，痛風発作の危険度も増す．
- 高尿酸血症は，長期に及べば及ぶほど，痛風発作を起こしやすい．尿酸（UA）9.0 mg/dL以上の患者を14年間追跡したところ，90%に痛風発作が生じたとの報告もある．

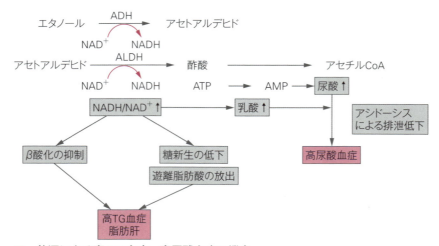

図　飲酒による高TG血症，高尿酸血症の機序

基本対応

- 飲酒による高TG血症は，禁酒により速やかに改善され，一般的には抗高TG血症薬の投与を必要としない．
- 高尿酸血症は，アルコール飲料中に含まれるプリン体も関与しているが，ビールにはその含有量が特に多い．
- 高尿酸血症は食事の関与のほうが大きく，節酒指導とともにプリン体の少ない食事をするように栄養指導を行う．

対応法あれこれ

- 高TG血症，高尿酸血症に対し，禁酒，節酒の指導後も問題飲酒を継続する場合は，アルコール・薬物使用障害の重症度（Ⅰ軸），社会的問題（Ⅱ軸）に含まれる他の問題についても評価を行い，問題があれば積極的に専門医療機関への受診を勧める．

文献

1) 堀江義則，石井裕正：アルコール性脂肪肝．特集 肝の脂質代謝異常の臨床—最新の知見—．The Lipid 17：44-49，2006．
2) 山中 寿，鎌谷直之：代謝異常症 尿酸代謝異常．日本臨牀 55（特別号1）：200-204，1997．

III 3軸：アルコール・薬物使用障害と身体的問題

5 アルコール性脂肪肝・肝炎への対応

基本知識

- アルコールの過飲により最初に起こる疾患は脂肪肝であり，大量飲酒者のほとんどに認められる．
- 脂肪肝の状態にある人が連続大量飲酒を繰り返すと，その10～20％にアルコール性肝炎が発症する[1]．
- AST優位の血清トランスアミナーゼの上昇，黄疸，著明な肝腫大，腹痛，発熱，末梢血白血球数の増加，ALPやγ-GTPの上昇などを認めることが多い[2,3]．
- 一部のアルコール性肝炎では，中等度から重症のアルコール性肝炎に至り，禁酒しても肝腫大などアルコール性肝炎の症状が持続することがある（表）．
- アルコール性肝炎は，中等症でも死亡率が15％前後あり，重症になると死亡率は50％近い．特に，消化管出血や播種性血管内凝固症候群（disseminated intravascular coagulation：DIC）などの合併症があると予後不良である．

基本対応

- アルコール性脂肪肝や軽症のアルコール性肝炎は，2～4週間の禁酒で消失し，特別な治療は不要である．
- 栄養障害がアルコール性肝障害の進展に関与している症例も多いため，栄養指導と節酒指導を同時に行う必要がある．アルコール性脂肪肝での必要エネルギー量は，標準体重1kgに対し25～30kcalとし，脂肪制限は全エネルギーの20％以下，蛋白質は標準体重1kgに対し1.0～1.3gとする．
- アルコール性肝炎では，総カロリーは標準体重1kgに対し30～35kcal，蛋白質は標準体重1kg

表 アルコール性肝炎重症度スコア（JAS）[4]

項目／点	1点	2点	3点
WBC（/μL）	<10,000	10,000≦	20,000≦
Cr（mg/dL）	≦1.5	1.5<	3≦
PT（INR）	≦1.8	1.8<	2≦
T-Bill（mg/dL）	<5	5≦	10≦
消化管出血またはDIC	−	＋	
年齢（歳）	<50	50≦	

各項目の合計点より≦7点：軽症，8～9点：中等症，10点≦：重症となる．

に対し 1.0〜1.5 g の高蛋白低脂肪の条件で十分なカロリーを補給する．栄養障害を伴っている場合には，ビタミン B を補給する．肥満症例や糖尿病の場合は適宜カロリーを，腎不全を合併する場合は適宜蛋白量を調整する．
- アルコール性肝炎重症度スコア（Japan Alcoholic Hepatitis Score：JAS）（表）で中等症や重症と判定された場合は，その障害の種類と重症度に応じて，黄疸にはステロイド投与，腎不全には血液透析などを検討する．

対応法あれこれ

- 肝炎が重症化すると死亡率が高い．透析など集学的治療が施行できる施設での入院加療が勧められる．救命できても肝炎を繰り返すと短期で肝硬変に移行する．連続飲酒発作を起こしていることがほとんどで，依存症の可能性が高い．救命できた場合は，アルコール・薬物使用障害の重症度（1 軸），社会的問題（2 軸）にかかわらず，積極的に専門医療機関への受診を勧める．
- アルコール性脂肪肝や軽症のアルコール性肝炎であっても，節酒，断酒の指導後も問題飲酒を継続する場合は，アルコール・薬物使用障害の重症度（1 軸），社会的問題（2 軸）に含まれる他の問題についても評価を行い，問題があれば積極的に専門医療機関への受診を勧める．
- アルコール性脂肪肝の場合，栄養指導と節酒指導を同時に行うと効果的である．

文 献

1) 堀江義則, 海老沼浩利, 金井隆典：本邦におけるアルコール性肝障害の実態. 日本消化器病学会雑誌 112：1630-1640, 2015.
2) Horie Y, Ebinuma H, Kikuchi M, et al.：Current status of alcoholic liver disease in Japan and therapeutic strategy. Nihon Arukoru Yakubutsu Igakkai Zasshi 51：71-90, 2016.
3) 堀江義則, 海老沼浩利, 菊池真大, 他：本邦におけるアルコール性肝炎の現状―全国アンケート調査報告（2012 年度）―. 肝臓 57：171-177, 2016.
4) 堀江義則, 山岸由幸, 海老沼浩利, 他：本邦におけるアルコール性肝炎の重症度判定のための新しいスコア. 肝臓 53：429-431, 2012.

III-6 3軸：アルコール・薬物使用障害と身体的問題
多量飲酒による循環器疾患・脳血管障害への対応

 基本知識

- 習慣的な多量飲酒は高血圧症の原因となる．1日当たり30gを超えるとリスクが高くなる[1]．
- 少量の飲酒は虚血性心疾患の罹患率を減らすが，過度の飲酒は虚血性心疾患の罹患率を増やす．
- 長期の多量飲酒（90g/日で5年以上）は心筋症の危険因子にもなる[2]．
- 不整脈では，上室性頻拍や心房細動などの上室性不整脈が多く，若年者の新規発症心房細動の多くに飲酒が関与している．
- 休日や休前日の飲酒量の増加によるイベントが多く，「ホリデーハート症候群」とも称される．
- 毎日60g以上の飲酒は10g以下に比べ，上室性不整脈のリスクが2.6倍となる．
- 65歳以下の新規発生心房細動では3分の2に多量飲酒が関与しているとの報告もある．
- 少量の飲酒であっても脳出血のリスクを増やす．過度の飲酒は，脳梗塞を含めたすべての脳血管障害の危険因子となる（図）[3]．
- 外傷性の頭蓋内出血も高頻度で認められる．

 基本対応

- 飲酒による高血圧は節酒・断酒により改善することが多く，減塩などの生活習慣の改善の一環として節酒を指導すべきである．
- 意識障害やショックが疑われる場合は，心電図や心エコー，頭部CTなどの検査により，循環器疾患や脳血管障害，外傷性の頭蓋内出血などを鑑別する．

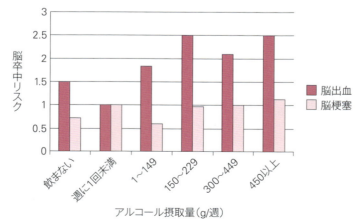

図　脳卒中における飲酒量別の危険度（オッズ比）[3]

- アルコール性心筋症では，断酒しないと予後は4年生存率が約50％であり，断酒が必要である．
- 多量飲酒による不整脈は禁酒により改善することが多く，抗不整脈薬を処方する前に禁酒指導を行う必要がある．

対応法あれこれ

- アルコール性心筋症は禁酒後も回復に時間がかかる．心拍出量の低下や房室ブロックなどが認められる場合は，循環器専門医による加療が望まれる．左室拡大，壁の菲薄が進行すると心不全となり回復にも時間を要するため，心拍出量の低下が確認されれば治療介入は早ければ早いほうがよい．アルコール・薬物使用障害の重症度（1軸）の問題，社会的問題（2軸）が軽度であっても，断酒の継続が必要であることを十分に説明しなければならない．
- 循環器疾患や脳血管障害の既往に対し，禁酒，節酒の指導後も問題飲酒を継続する場合や，すでに心筋症を発症している例は，依存症の可能性が高い．アルコール・薬物使用障害の重症度（1軸），社会的問題（2軸）に含まれる他の問題についても評価を行い，問題があれば積極的に専門医療機関への受診を勧めることが必要である．

文　献

1) 沖中　務：アルコールと循環器疾患．Medicina 42：1565-1570，2005．
2) Skotzko CE, Vrinceanu A, Krueger L, et al.：Alcohol use and congestive heart failure：incidence, importance, and approaches to improved history taking. Heart Fail Rev 14：51-55, 2009.
3) 津金昌一郎：アルコールと健康．アルコール健康医学協会，pp80-81，2005．

III 3軸：アルコール・薬物使用障害と身体的問題

7 多量飲酒による消化管疾患への対応

基本知識

- 大量飲酒により起こる消化管病変として，マロリー・ワイス症候群，胃食道逆流症（GERD），急性胃粘膜病変や胃・十二指腸潰瘍が知られている[1]．
- 高濃度のアルコール摂取は，食道・胃にとどまらず小腸，しかも遠位小腸（回腸）にまで出血性びらんや潰瘍などの病変を直接惹起する．
- 低濃度であっても慢性的な飲酒により，下痢や吸収障害などが臨床上しばしば経験される．腹痛を伴うことは少なく，脱水や電解質異常から筋肉のけいれんなどを伴うこともある．
- 慢性的な多量飲酒は，口腔咽頭喉頭癌，食道癌，肝臓癌，膵臓癌，大腸癌，乳癌のリスクを上昇させる．
- 口腔咽頭喉頭癌，食道癌においては，高濃度アルコール飲料でリスクが上昇し，アルデヒド脱水素酵素2型（ALDH2）の遺伝子欠損者で顔面紅潮をきたすような人でのリスク上昇も報告されている（図）[2]．

基本対応

- 多くは禁酒，節酒により改善するため，症状が軽快するまで制酸剤や胃粘膜防御因子，止痢剤

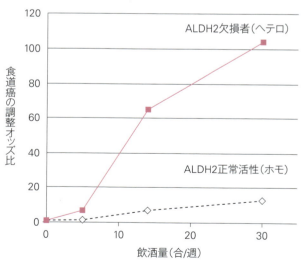

図　飲酒とALDH2遺伝子型と食道癌のリスク[2]
　─■─：ALDH2遺伝子の欠損（ヘテロ）
　⋯◇⋯：ALDH2遺伝子正常活性（ホモ）

などを症状に合わせて投与する．
- 習慣飲酒者は消化管悪性腫瘍の罹患率が高く，禁酒，節酒により症状が改善した場合も，内視鏡による消化管悪性腫瘍のスクリーニングは重要である．

対応法あれこれ

- 胃潰瘍など重篤な消化管疾患を認めるが，指導後も問題飲酒を継続する例は，依存症の可能性が高い．アルコール・薬物使用障害の重症度（1軸），社会的問題（2軸）に含まれる他の問題についても評価を行い，問題があれば積極的に専門医療機関への受診を勧める．
- ALDH2の遺伝子欠損者は，肝機能が正常であっても口腔咽頭喉頭癌，食道癌のリスクが高く，このエビデンスを踏まえたうえでの節酒指導が必要である．指導後も問題飲酒を継続する例は，アルコール・薬物使用障害の重症度（1軸），社会的問題（2軸）に含まれる他の問題についても評価を行い，問題があれば積極的に専門医療機関への受診を勧める．

文　献
1) 永田博司：飲酒と食道・胃・十二指腸疾患．診断と治療 98：1959-1962，2010．
2) 横山　顕：飲酒とがん．成人病と生活習慣病 39：473-478，2009．

III 3軸：アルコール・薬物使用障害と身体的問題

8 多量飲酒による糖代謝異常への対応

 基本知識

- 疫学的に飲酒が糖尿病を悪化させるという明確なデータは意外に少なく，むしろ適度の飲酒は糖尿病の罹患率を低下させるとの報告がある．実際，飲酒習慣のないイスラム圏で糖尿病の発症率が低いという報告もない．
- 多量飲酒者にはしばしば糖尿病が合併し，すでに糖代謝異常がある例では，飲酒は糖尿病の増悪因子になり得る[1,2]．
- 膵臓障害に伴うインスリン産生の低下，末梢でのインスリン抵抗性増加に伴う糖の利用低下などが悪化の原因として挙げられる．

 基本対応

- 薬物療法を必要としない食事療法中の糖尿病において，軽度飲酒（適正飲酒）を禁止する医学的根拠は確立されておらず，血糖安定時には適正飲酒を容認すべきである．また，血糖調節がつくまで禁酒するという姿勢のほうが患者によっては受け入れられやすく，治療への協力が得られ，結果的に短期間で良い血糖調節ができる場合もある．
- 禁酒により速やかに血糖値が改善する例も多く，緊急にインスリン投与が必要な場合を除き，禁酒指導と食事療法で経過をみる．
- 禁酒後も高血糖が続く場合は経口糖尿病薬の投与を検討するが，服薬中の飲酒による低血糖のリスクについて十分に説明しなくてはならない．経口血糖降下薬を服用している患者では，飲酒による低血糖発作が多数報告されており，断酒が必要である．インスリン抵抗性の改善やNADH/NAD比上昇による糖新生の減少がその原因と考えられる．
- 意識障害が疑われる場合は，血糖値や動脈血液ガスなどの検査により，低血糖や代謝性アシドーシス（ケトアシドーシス）などを鑑別する[3]．
- 初診時にインスリン投与が必要な高血糖やいちじるしい低血糖，ケトアシドーシスを認められる場合は，入院加療が望ましい．
- ケトアシドーシスでは血糖値と電解質の補正を中心に行う．マグネシウム，カリウム，リン酸の低値を認めることが多く，適宜補正する．アシドーシスの補正は，不要なことが多い．

対応法あれこれ

- 経口糖尿病薬やインスリン治療中の糖尿病患者で，断酒指導後も飲酒を継続する例は，ほとんどの症例で依存症である．アルコールや薬物使用障害の重症度（1軸）の問題や社会的問題（2軸）をほとんどの例で有しており，節酒ではなく断酒が必要であり，身体障害の加療もしくは治療終了後に，精神科医や専門医療機関への紹介が推奨される．
- 薬物治療は行っていないが，食事療法による血糖調節がつかないにもかかわらず禁酒，節酒の指導後も問題飲酒を継続する場合は，アルコール・薬物使用障害の重症度（1軸），社会的問題（2軸）に含まれる他の問題についても評価を行い，問題があれば積極的に専門医療機関への受診を勧める．
- 肝のグリコーゲン貯蔵の少ない肝硬変患者においては，アルコール摂取により低血糖を生じやすく，適切な治療がなされなければ致命的となり，専門医療機関での断酒指導が必要である．

文　献
1) 鈴木吉彦，大田成男：飲酒と糖尿病．診断と治療 98：1963-1970, 2010.
2) 奥山啓二，丸山勝也：アルコール性糖・代謝疾患．白倉克之，丸山勝也 編：アルコール医療ケース・スタディ．新興医学出版社，東京，pp64-72, 2008.
3) 松崎公信，白石　渉，岩永育貴，他：アルコール性ケトアシドーシスの急性期に著明な低血糖を呈した1例．産業医科大学雑誌 37：43-47, 2015.

III 3軸：アルコール・薬物使用障害と身体的問題

9 アルコール性膵炎への対応

基本知識

- ①上腹部の急性腹痛発作と圧痛，②血中，または尿中に膵酵素の上昇，③超音波，CTまたはMRIで膵に急性膵炎に伴う異常所見の3項目中2項目以上を満たし，他の膵疾患および急性腹症を除外したものを急性膵炎と診断する．
- 症状が落ち着くと再飲酒する例がほとんどで，10～15年の経過で慢性化して，膵石などを伴う慢性膵炎に移行する．
- アルコール過飲が，急性膵炎の成因の約34％，慢性膵炎の成因の約70％を占める．
- 急性，慢性膵炎とも飲酒量の増加に伴って発症率は高まるが，特に慢性膵炎では1日60gを超えたあたりから急に高くなる（図）[1]．
- 慢性膵炎では，頑固な腹痛と背部痛のほかに，糖尿病，下痢，体重減少などを認める．

基本対応

- 急性膵炎の重症度と膵酵素活性は必ずしも相関しないこともあり，重症度の判定には画像検査が重要である．腎不全などなければ可能な限り造影CTの施行が勧められる．
- 急性膵炎ではショックを予防するために，軽症でも3L/日程度の補液が必要なことが多い．重症例では中心静脈圧をモニタリングしながら十分な（6～8L/日になることもある）補液を行うため，集中治療室での管理が望まれる．
- 重炭酸の分泌を抑制するため，禁食のうえ，制酸剤を投与する．食事開始直後や慢性膵炎では，膵酵素を補うため消化酵素を投与する．

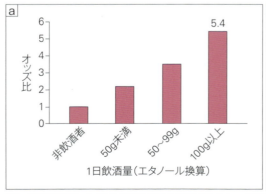
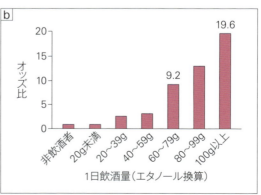

図 膵炎発症における飲酒量別の危険度（オッズ比）[1]
a：急性膵炎，b：慢性膵炎

対応法あれこれ

- 急性膵炎では禁食や疼痛コントロールが必要なことが多く，原則として入院加療が勧められる．一度膵炎を起こすと，適量の飲酒であっても膵炎の再発率は高く，アルコール・薬物使用障害の重症度（1軸），社会的問題（2軸）が軽度であっても，断酒の継続が必要であることを十分に説明しなければいけない．
- 再発を繰り返す例やすでに慢性膵炎を発症している例は，依存症の可能性が高い．アルコール・薬物使用障害の重症度（1軸），社会的問題（2軸）に含まれる他の問題についても評価を行い，問題があれば積極的に専門医療機関への受診を勧める．

文　献

1) 正宗　淳，下瀬川徹：アルコールと膵炎．医学と薬学 73（8）：977-983，2016．

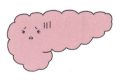

Ⅲ 3軸：アルコール・薬物使用障害と身体的問題

10 薬物使用に関連する感染症（HIV，C型肝炎等）への対応

基本知識

　薬物乱用を行う者に，感染症が多いことが知られている．疾患としては，HIV/AIDS やウイルス性肝炎（C型，B型），性感染症（梅毒，クラミジア，トリコモナス，淋病，性器ヘルペス等）である．薬物依存症者に，これらの感染が生じる理由を表に示す．

表　薬物依存症者の感染症罹患理由

1. 回し打ちなど，注射器による薬物使用（Injection Drug Use：IDU）による感染が主要因である．和田らは，日本の HCV 陽性率がこれまでの注射回数ともっとも関連していたことを報告している．
2. 薬物使用を行っている危ないパートナーとの性行為による感染．薬物使用時の性行為では，精神状態に与える作用等により感染を防ぐ認識を持ちにくい．また，逸脱的な傾向を持つ集団や異性との関係を持つことになる結果，健康意識の低い人や暴力を伴う相手や不特定の相手との性行為になりがちである．
3. 薬物使用者は安全意識が乏しく，生活困窮などもあって，検査や受診などの行動が取れていない場合が多い．

　日本の薬物使用者における HIV/AIDS や C 型肝炎ウイルスの状況は以下の通りである．

- **HIV/AIDS**：米国では，成人や青年期の AIDS の事例の 3 分の 1 以上が静注薬物使用者（IDUs）によるとされている．日本では，HIV 感染者における IDU は，0.3％とされる．また和田らによる精神科病院の調査（1993 年から 2009 年）[1]では覚せい剤関連患者 3,762 名中 HIV 陽性者は 6 名のみであり，ダルクの調査（1995 年から 2009 年）では 431 名中 0 名であった．

- **C 型肝炎（HCV）ウイルス**：C 型肝炎のウイルスが薬物乱用者において高い陽性率が報告されている．それが西欧諸国では 4～8 割にも上っている．日本では，C 型肝炎の生涯罹患率の指標となる HCV 抗体陽性者について和田らが継続的に調べている．それによれば，病院調査（2009）で覚醒剤関連患者の HCV 抗体の陽性率は 33.6％で，ダルク調査（2009）の HCV の陽性率では 29.7％であった．

　以上のように日本では，現状では薬物乱用者に C 型肝炎は多いが，HIV/AIDS は多いとはいえない．これは日本では，薬物使用の割合自体が諸外国より低いことが影響している．しかし，和田は，社会的逸脱傾向の強いグループで IDU による C 型肝炎感染が起きてきたが，今まではグループの閉鎖性が HIV/AIDS の侵入を防いできたものの，いったんこのグループに HIV が侵入すれば感染が一気に拡大する可能性があると指摘している．

120　第 3 章　軸評価に基づいた問題別対応編

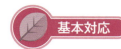

基本対応

　感染症の基本的な知識を伝え，予防や早期発見のための検査を勧める．HIVやC型肝炎ウイルスに感染しても，数年以上も症状が出ないため自分では気がつかないことを示し，検査を促す．もともと薬物問題を持つ人はセルフケアの意識は低く，検査に積極的とはいえない．一方で敏感な面もあるので，身体ケアの必要性を知ると検査などに前向きになるケースも多い．まずは病院で検査を勧める，または保健所などで，無料で検査が受けられることも伝える．また，スクリーニング検査で陽性でも偽陽性の場合があるので，再度確定のための検査を行わないと確実ではないことを本人に説明する．逆に感染直後（感染から6〜8週）の場合では，HIVに感染していても抗体検査で陽性と出ない時期もあるので，その場合，再度の検査が必要になるためよく問診で確かめておく．

対応法あれこれ

　HIV/AIDSやC型肝炎ウイルスへの感染が確定すれば，HIV/AIDSの場合にはエイズ治療拠点病院，肝炎の場合も肝疾患診療連携拠点病院などに紹介することが必要になる．薬物乱用・依存問題がある事例を紹介し，その治療を継続するうえで，これらの治療機関と精神科とが連携していくことが望ましい．

- **感染の発見から紹介**：ウイルス特にHIV検査が陽性との結果を聞いた患者は，「もう死ぬしかない」などと自暴自棄となり，病院などから飛び出す，あるいは薬物再使用などの恐れがあるため，これらを防ぐことが重要である．電話相談を含め，当事者，家族等に対するさまざまなカウンセリングや当事者活動を紹介することが有用である．（HIV検査相談マップ[2〜4]を参照）．
- **医療費についての説明**：HIV/AIDSもC型肝炎も治療費の補助制度があるので，それを伝え，手続きの支援をする．
- **治療の過程の支援**：C型肝炎では，薬物治療でウイルスの除去が期待できる．一方，HIV治療では，ウイルスの完全な除去ではなく，身体中のウイルス量を抑え続け，免疫力を回復させ，それを維持することが目的となる．どちらの薬物療法も進歩しているものの，うつ等の合併症が生じる場合があり，確実に治療を行うためには精神科が協力して，薬物の再使用防止や感情的な安定化を支援する必要がある．治療の開始時期やその効果や副作用の確認，薬物再使用などのあった場合の対応など，精神科と内科でよく情報交換をしながら進めることが必要になる．

文　献

1) 和田　清，小堀栄子：総説　薬物依存とHIV/HCV感染―現状と対策―．The Journal of AIDS Research 13（1）；1-7，2011．
2) HIV感染症及びその合併症の課題を克服する研究班：抗HIV治療ガイドライン．H28年度厚生労働行政推進調査事業費補助金エイズ対策政策研究事業，2017．
3) 肝炎診療ガイドライン作成委員会 編：C型肝炎治療ガイドライン（第5.2版）日本肝臓学会，2016．
4) 全国HIV/エイズ・性感染症検査・相談窓口情報サイト：HIV検査相談マップ（http://www.HIV.com/soudan/index.html）．

IV 4軸：アルコール・薬物使用障害と精神的問題

1 双極性障害がある場合

 基本知識

- アルコール使用障害と気分障害は併存することが多く，アルコール使用障害の診察では気分障害の併存の有無を，気分障害の診察ではアルコール使用障害の併存の有無を確認することがきわめて重要である．
- 双極性障害では，大うつ病性障害と比べ，アルコール依存およびアルコール乱用が併存する割合が高いといわれている[1]．
- 一方，アルコール依存症およびアルコール乱用における双極性障害の併存は，大うつ病性障害に比べ少ないといわれている．
- 双極性障害の自己治療的な飲酒という側面も指摘されることがあり，アルコール使用障害の治療だけでなく，双極性障害の治療も積極的に行うことが求められる．
- 双極性障害の躁病エピソードは，うつ病エピソードに比べると急激に悪化することが多く，自傷他害の危険が増大することもあり，しばしば入院治療が必要となる．
- 双極性障害のうつ病エピソード（双極性うつ病）は，しばしば過小診断されがちであるが，自殺の危険性が高く，注意が必要である．

 基本対応

- 治療を通じて，自殺の危険性は常に念頭に置く必要がある．
- 双極性障害の躁病エピソードに対する第一選択薬は気分安定薬である．
- しかし，双極性障害とアルコール依存症の併存に対し，リチウムは治療抵抗性があるとの報告もあり，バルプロ酸やカルバマゼピンなどリチウム以外の気分安定薬を使用することが推奨される[2]．
- 躁病エピソードでは興奮などの症状が激しい場合も多く，気分安定薬だけでは即効性が期待できないため，鎮静作用の強い抗精神病薬を最初から併用することもある．
- アルコール使用障害では糖尿病を併存していることも多く，抗精神病薬の使用においては血糖値の上昇という副作用を十分に考える必要がある．
- アルコール使用障害に併存した双極性うつ病の治療においてもバルプロ酸やカルバマゼピンなどリチウム以外の気分安定薬を使用することが推奨される．
- 双極性うつ病の治療では，抗うつ薬を単独で使用することは，躁転や治療効果についてさまざまな議論があり，今のところ推奨されない．
- 双極性うつ病の治療のため，止むを得ず抗うつ薬を用いる際には，躁転や急速交代化の危険性というものを常に考慮し，慎重に使用する必要がある．

- アルコール使用障害では身体合併症を有することが多いため，抗うつ薬の使用においては副作用に十分配慮する必要がある．
- ベンゾジアゼピン系やバルビツール系の薬物を漫然と使用することは，依存症予防の観点などから推奨されない．
- 心理教育や認知行動療法，対人関係療法などの併用も有効と考えられる．

対応法あれこれ

- 専門医療機関への入院加療も考慮する．
- 症状が軽度で外来治療が可能な場合は定期的な通院，内服ができるようにサポートする．
- 心理療法など，薬物療法以外の治療法も活用する．

文 献

1) Ragier DA, Farmer ME, Rae DS, et al.：Comorbidity of Mental Disorders With Alcohol and Other Drug Abuse Results From the Epidemiologic Catchment Area（ECA）Study. JAMA 264：2511-2518, 1990.
2) Singh JB, Zarate CA Jr：Pharmacological treatment of psychiatric comorbidity in bipolar disorder：a review of controlled trials. Bipolar Disord 8：696-709, 2006.

IV-2 4軸：アルコール・薬物使用障害と精神的問題
PTSD（心的外傷後ストレス障害）がある場合

基本知識1

　一般に心身的不快をもたらす要因をストレスというが，そのうちで個人の対処能力を超えたできごとで，その体験が過ぎ去った後にも心身の不調が継続的に残る場合に，これをトラウマ体験（心的外傷体験）と呼ぶ．これによる PTSD 症状は表1の通りであり，評価には IES-R（PTSD 評価尺度）という質問紙や CAPS（PTSD 診断用構造化面接尺度）という面接法が使える．

　アルコール・薬物依存症は，トラウマ体験や PTSD と合併することが多いことが指摘されている．梅野ら[1]が全国ダルクの薬物乱用者の調査で，男性の 67.5％，女性 72.7％が中学時までに虐待を受けた体験を持っていたことを報告している．Kessler ら[2]によれば，米国の合併症に関する疫学研究の分析結果では PTSD は一般人口で生涯有病率が 6.8％であったのに対して，物質乱用者中では 14.6％になることが示されている．逆に PTSD を持つ者には物質使用障害の発生率が高いことも指摘され，Kessler らは，PTSD を持つ者は，それがない者に比べて，2～4倍物質乱用を持つ可能性が高まることを指摘している．

基本知識2

　トラウマがアディクション（嗜癖）に結びつくメカニズムについては以下のようなモデルから説明されている．

- **トラウマによる急性の痛みの自己治療としてのアディクション**：トラウマやストレス等の精神的苦痛に対処するために，アルコールや薬物やギャンブルを使うようになるという「自己治療モデル」が指摘されている．トラウマ記憶やそれに伴う心の痛みを薬物でない方法で乗り切る

表1　心的外傷後ストレス障害の症状

再体験	大きな衝撃を感じるような災害や事故や暴力などの被害を受けるなどのトラウマ体験（心的外傷体験）の記憶を，自動的に繰り返し思い出す．悪夢，フラッシュバック（その出来事が再び起こったかのように行動したり感じたりすること），そうした場面に生じた動悸や冷や汗などの身体的感覚の再現
回避	その外傷的な体験を想起させる内的な物事（思考や感情や身体感覚）や外的な物事（人物や場所，会話，活動，物，場面）を避ける
過覚醒	神経が高ぶった状態がずっと続く症状である．睡眠障害，過度に敏感で不安や恐怖や怒りなどの不快な感情を生じやすいこと，じっとしていられず集中できないこと，ちょっとした音や誰かが後ろを歩いた際に，ハッとびっくりしてしまう反応（驚愕反応）などの形で表れる
外傷的な出来事に関連した，感情と認知の否定的な変化	外傷的な出来事の重要な場面の健忘，否定的な感情状態（抑鬱，悲哀，怒り，焦り，無力感，罪責感），肯定的な感情を持てないこと，自分や他者への否定的な考え，重要な活動やそれへの関心の減少，他者からの孤立や疎遠になった感覚

表2 複雑性PTSD (Complex PTSD)

①慢性的または反復的なトラウマとなるできごとを受けた経験例，戦争体験，強制収容所，児童虐待，DVなど
②感情と衝動調節の変化：慢性的な不機嫌，慢性的な希死念慮，自傷行為，怒りの爆発と極端な抑圧，強迫的または抑圧的な性
③注意や意識における変化：健忘と記憶増進，一過性の解離エピソード，離人感，非現実感
④自己認識の変化：無援感，恥，罪悪感，汚れてしまった自分，他人とは違うというスティグマ感
⑤加害者への認識の変化：加害者との関係への耽溺（復讐心も含む），理想化や逆説的感謝
⑥他者との関係の変化：孤立，引きこもり，親しい関係の破綻，不信感の持続，再被害化
⑦意味体系の変化：継続する信念の喪失希望をもてない

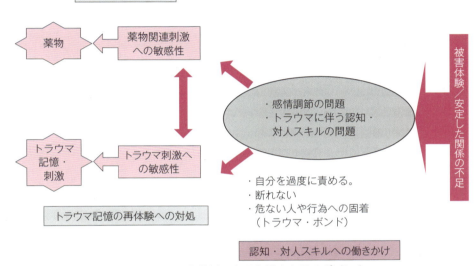

図 薬物依存症とトラウマ問題の合併例の心理と働きかけのポイント

方法を身に着ける必要がある．

- **複雑性トラウマによる認知・行動の問題としてのアディクション**：複雑性PTSD[2]の一症状として物質使用障害をみる見方がある．複雑性PTSDとは，生育期などに長期・反復的にトラウマ体験に曝露される結果，再体験，回避，過覚醒等のトラウマ症状のみでなく，感情や対人関係に関する調節能力の障害が定着してしまい，それが広範な症状・問題行動を生じる病態である[3]（表2）．児童虐待やDVを受けてきたアディクション事例，特に女性事例では，こうした複雑性PTSDの問題の現れとしてアディクション行動とが指摘されている．自尊心や他者への信頼感を持ちにくい傾向があるために，他人や専門機関に援助を求めるのが苦手で，むしろ危険な人間関係へしがみつきがちである（図）．

対応法あれこれ

薬物問題とトラウマ問題の重複事例における問題の関連性を図に示した．トラウマ関連刺激に対する敏感性と薬物関連刺激への敏感性に対する働きかけと，この2つに共通する認知や対人関係の問題への働きかけが必要である[4]．薬物乱用が激しいとトラウマに関連する感情や認知を整

表3 心の痛みを乗り越える方法（グラウンディング）*

種類	方法	例
心理的な方法	自分の周囲にあるものを，五感を使って言葉で表す	「目の前に茶色い机があります．その上にはピンクの花瓶がのっていて，花が生けてあり，とてもいいにおいがします．」
	10数える	ゆっくり10数えます
	今の状況が安全であることを確認する	「私の名前は＿＿＿＿．いまは＿＿年＿＿月＿＿日で，＿＿＿＿という場所にいる．私は過去とは違い，いまを生きている．私はいま安全です」
	安全なイメージを浮かべる	自分にとって落ち着く場所や物を思い浮かべる
	自分を落ち着かせる言葉をいう．セルフトーク	「なんとかなる」「今日一日（過去や未来はおいておいて今日のこと，今のことを考える）」「自分にはできる」など自分に語りかける．アルコホーリクス・アノニマス（AA）の祈り」を唱える．
	好きな人のことを考える	子どもや親あるいは好きなアイドルなどを思い浮かべたり，写真を見たりする．
	用いたい対処法を思い出せるようにする	対処法を書いたリストや録音や動画を使う．セラピストや，親しい人の声を聞きたくなったときに，あらかじめ聞けるよう頼んでおく．
身体的な方法	周囲のものに触れ，手触り，色，素材，重さ，温度に注意を向ける	着ている服や目の前の机や壁の表面をさわり，冷たさを味わう．座っているイスの肘掛けを握りしめる．ぬるま湯や冷たい水に手をひたす．
	自分の呼吸に目を向ける	息を吸うことと，吐くことに集中する．1，2，3と吸って，4で止めて，5，6，7，8，9，10で吐き終わるというペースで行う．そのときに「リラックス」などの落ち着く単語や色を思い浮かべる．
	身体感覚に注意を向ける	背中が背もたれにくっついている感覚，周囲の音，手足の感覚などに集中してみる．
	身体を動かす	ストレッチする．右，左と言いながらゆっくり歩く，飛び跳ねる 握りこぶしを強く握り締め，そして脱力する．床にかかとを押し付ける
	心のお守り	グラウンディングに使える小さな物をポケットに入れて持ち歩き，いざというときに触る．小石，ミサンガ，小さなぬいぐるみ，お守り．輪ゴム（危ないときにはじく）
	単純作業をする	ぬいもの，絵を描く，ぬり絵，パズル，習字，テトリスなどの比較的単純なゲームをする．

*グラウンディング（地に足をつける）は，トラウマ記憶，否定的な感情などの心な痛みを感じたときに，アルコール・薬物使用や自傷行為などをせずに，これを乗り切る方法である．自分の内面や過去を見つめるのではなく，現在の外部の現実世界に焦点を当てることにより，気晴らしをする．

理することが難しいので，薬物使用の低減を先にやることが理想だが，トラウマの症状が前面にある場合は薬物問題と同時に扱っていくしかない場合も多い．

・**安全な環境や治療関係を作り出すこと**：可能なら病院などの薬物や暴力被害から離れられる環境を作ることが重要である．そして，トラウマのつらさを受け止めること等を通じて安定的な治療関係を作ることが重要である．トラウマ症状を軽減するSSRI（選択的セロトニン再取り込み阻害薬）などの薬物療法も有用である．

・**トラウマに伴う感情・認知・対人関係の問題**：トラウマ記憶の想起を含む心身の痛みや否定的な感情が，酒や薬物でない方法でしのぐ方法＝グラウンディング（表3）を検討する．自分や他者に対する否定的な考えも再使用につながるので，肯定的な考えを思い出すような考え方を自分につぶやいたり，マインドフルネスの方法で気持ちを落ち着けることが有用である．対人関係の面では，アサーティブに自分の気持ちを表現し，援助を求めたり，危険な関係を断るなどのワークを行うことも役立つ．トラウマに関連する感情・認知・対人関係のスキルを扱う

PTSD・物質乱用マニュアル・シーキングセーフティー[4]というプログラム[5]が参考になる.

• **過去の体験の表出と意味付け**：トラウマ体験や生育期などにおける生きづらさの体験を言葉や文字で表現させ整理するプロセスである．トラウマ記憶へのエクスポージャー療法*や自助グループでの表出が有用である.

• **社会へのつなぎ**：感情調節や対人関係のスキルを実際の社会生活に応用していくことを援助する．たとえば，福祉サービスの窓口で，自分のニーズを伝えることなどの具体的な場面を取り上げ，受け答えの練習をさせることなどが有用である.

*エクスポージャー療法：トラウマ記憶やそれに伴う感情を回避することは，防衛的な反応であるが，これが継続するとかえって回復を阻害してしまう．エクスポージャー療法は，本人の安心感をサポートしながらもあえてトラウマ記憶やそれに伴う恐怖などの感情に向かい合わせ，記憶や感情の整理をつけさせたり，それを通じて恐怖反応を脱感作することで PTSD の回復を図る治療法である.

文　献

1) 梅野　充，森田展彰，池田朋広，他：薬物依存症回復支援施設利用者からみた薬物乱用と心的外傷との関連，日本アルコール・薬物医学会雑誌 44：623-635，2009.

2) Kessler R, Burglund P, Demler O, et al.：Life time prevalence and age-of-onset distributions of DSM-Ⅳ disorder in the National Comorbidity Survey Replication. Arch Gen Psychiatry 62：593-602, 2005.

3) Herman J：Trauma and Recovery：The Aftermath of Violence—from Domestic Abuse to Political Terror. Basic Books, NY, 1997（ジュディス・L・ハーマン著，中井久夫訳：心的外傷と回復〈増補版〉．みすず書房，1999）.

4) 森田展彰：トラウマとアタッチメントの視点から見たアディクションの心理機序と援助（解説/特集）．精神科治療学 29（5）：593-601，2014.

5) Najavits LM：Seeking Safety：A Treatment Manual for PTSD and Substance Abuse,（Guilford Substance Abuse Series）. Guilford Press, 2001.（松本俊彦，森田展彰 監訳：PTSD・物質乱用マニュアル・シーキングセーフティー，金剛出版，東京，2018）.

Ⅳ 4軸：アルコール・薬物使用障害と精神的問題
3 精神病性障害がある場合

 基本知識

　アルコール・薬物使用と統合失調症に代表される精神病性障害は双方向性に密接に関連している．アルコール・薬物を反復的に使用していると，統合失調症に罹患しやすく，逆に統合失調症に罹患している患者はアルコール・薬物の不適切な使用につながりやすいことが知られている．1990年に公表された米国での2万人を超える大規模疫学調査（ECA study）の結果では，アルコール使用障害の3.8％（オッズ比3.3）が，その生涯において統合失調症を併発し，薬物使用障害では6.8％（オッズ比6.2）が統合失調症を発症することが報告された．一方で，統合失調症患者の33.7％（オッズ比4.4）が，その生涯においてアルコール使用障害にかかり，27.5％（オッズ比6.2）が薬物使用障害を患っていた[1]．

　このような重複障害に陥る要因として，①精神病性障害の症状に対する自己治療としてアルコール・薬物使用，②アルコール・薬物の直接的，反復的な薬理作用の悪影響としての精神病性障害，③精神病性障害への潜在的な症候的，生物学的，遺伝的，環境的要因が過量のアルコール・薬物使用を促す，といったことが挙げられる．さらに重複障害を患うことで，再発率が高まる，再入院率が高まる，治療反応性が低下する，暴力の危険が増加する，医療費がかかる，などの病状経過の悪化が，いくつかの研究から発表されている．

 基本対応

- アルコール・薬物使用障害と精神病性障害を併発する重複障害の患者に対して，非定型抗精神病薬での薬物治療を実施して，精神症状の安定化を図るとともに，アルコール・薬物使用の低減を目指す．
- アルコール・薬物使用が精神症状や薬の効果にもたらす悪影響について話し合い，アルコール・薬物使用に代わる生活の在り方を相談し，アルコール・薬物に頼らない生活を継続的に支援していく．

　近年になって，従来の統合失調症やアルコール・薬物依存症などの各々の疾患を対象とした治療だけでなく，重複障害を標的とした統合的な治療の必要性が問われている．海外では精神病性障害をもつ患者が薬物依存を併発するケースが多いため，重複障害への取り組みが急務とされている．具体的には統合失調症患者に対しての個人面接，集団療法，アルコール・薬物使用の危険性についての教育，アルコール・薬物使用に代わるコーピングスキルの強化，対人関係の改善の訓練，支援者となる家族への教育，AA（アルコホーリクス・アノニマス）やNA（ナルコティクスアノニマス）などの自助グループへの参加などのプログラムが実践されている．重複障害へのこれらの統合的な治療プログラムは，各々の疾患を対象とした標準的な治療に比べて，アルコー

ル使用が低減した，社会的関係が広がった，雇用につながった，などの有効性も示されている[2]．

　精神病性障害との重複障害に対しては心理社会的な治療だけでなく，薬物治療の有用性についても注目されている．非定型抗精神病薬は，精神病症状の改善のみならず，アルコール・薬物への渇望の軽減，一定期間の断酒・断薬率の上昇，アルコール・薬物使用の低減，などの効果が知られてきている．とりわけクロザピンはもっとも有効性の高い薬剤としてのエビデンスが集積されている[3]．アルコール依存症治療薬に関して，ジスルフィラムはアルコール使用を低減するなどの効果が期待できる反面，精神病性障害の症状を悪化させる懸念があり，積極的な使用は勧められていない[3]．アカンプロサートについても飲酒への渇望を軽減して断酒率を高めるなどの効果が期待されるが，重複障害を対象とした効果は検証されていない[3]．

文　献

1）Regier DA, Farmer ME, Rae DS, et al.：Comorbidity of mental disorders with alcohol and other drug abuse. Results from the Epidemiologic Catchment Area（ECA）Study. JAMA 264：2511-2518, 1990.

2）Tiet QQ, Mausbach B：Treatments for patients with dual diagnosis：a review. Alcohol Clin Exp Res 31：513-536, 2007.

3）Green AI：Treatment of schizophrenia and comorbid substance abuse：pharmacologic approaches. J Clin Psychiatry 67 Suppl 7：31-35, 2006.

Ⅳ 4軸：アルコール・薬物使用障害と精神的問題

4 認知症がある場合

 基本知識 1

- アルコール使用障害では，認知症を合併する頻度が高いことが知られている．
- 入院中のアルコール依存症患者に対して認知機能検査を行った研究によると，60歳以上のアルコール依存症患者では，18％に認知症の疑いがあり，25％に軽度認知障害がみられた[1]．
- 認知症患者の約10％にアルコール関連問題が認められるという報告がある．
- アルコール関連の認知症は，ウェルニッケ・コルサコフ症候群，多発性脳梗塞による血管性認知症，アルツハイマー型認知症などの認知症性疾患，肝硬変による慢性肝脳変性症など，異なった原因によるものの集合と考えられる．

 基本知識 2　認知症者へのアルコール問題介入の意義

- アルツハイマー型認知症の経過を追跡した研究では，アルコール乱用は，認知機能を悪化させる大きな危険因子であった[2]．このことは，飲酒が原因の認知症でない場合でも，飲酒への介入が認知機能や問題行動の改善に有効である可能性を示している．
- 飲酒問題の有無によって要介護老人の行動を比べたアンケート調査では，飲酒問題を有する要介護老人は，飲酒問題がない群に比べて，興奮，脱抑制，易怒性などの問題行動が有意に多かった．
- 多量飲酒者では，通常飲酒者と比べて，20〜30年早く脳萎縮が進行する．しかし，断酒を続けることによって，脳萎縮が回復する例が多い．
- 認知症で自身の飲酒問題を正しく認識できない者であっても，飲酒をしばらく止めることで，飲酒への欲求が軽減し，その後の断酒継続が可能な例がある．
- アルコール治療病棟退院後の予後を追跡した調査では，認知症の合併例は，通常のアルコール使用障害患者に比べても，良好な予後を示した．

 対応法あれこれ

- 認知症が合併すると，自らの飲酒問題を自覚することができなくなり，一般的なアルコール使用障害に対する介入が困難になる．
- 認知症が合併している場合，家族が本人から酒を遠ざけることが重要となる．小遣いを管理したり，家に酒を置かないといった対策が必要となる．
- コルサコフ症候群による認知機能低下に，ドネペジルやメマンチンが症状を改善させたという報告が少数あるが，研究の数が少なく一定の見解は得られていない．

- 暴言・暴力や興奮などの認知症周辺症状が飲酒によって悪化するケースでは，非自発的入院も選択肢の一つとなる．まずしばらく禁酒を始めることにより，飲酒欲求が軽減して穏やかになり，断酒への導入がしやすくなる例も多い．
- デイサービスの利用などにより日中の活動性を向上させることが，飲酒問題の解決に役立つことがある．地域の行政機関や介護サービス提供者を交えてケアプランを作成することが重要である．

文　献

1）O'Connell H, Chin AV, Cunningham C, et al.：Alcohol use disorders in elderly people-redefining an age old problem in old age. BMJ 327：664-667, 2003.
2）Teri L, Hughes JP, Larson EB：Cognitive deterioration in Alzheimer's disease：Behavioral and health factors. J Gerontology 45：58-63, 1990.

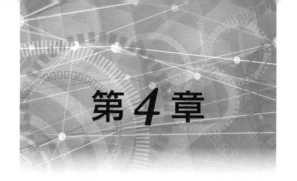

第4章

参考資料

1. アルコール健康障害・薬物依存症・ギャンブル等依存症　全国医療機関
2. アルコール健康障害・薬物依存症・ギャンブル等依存症　回復施設
3. 自助グループ相談先施設

　これらのリストは，厚生労働科学研究「アルコール依存症に対する総合的な医療の提供に関する研究」（研究代表者：久里浜医療センター　樋口進）の事業で行われた，全国の依存症に対応できる専門の医療機関・回復施設名を集約した資料である．

　各医療機関・回復施設で提供している治療・プログラム等については，
独立行政法人国立病院機構久里浜医療センターホームページの「アルコール健康障害・薬物依存症・ギャンブル等依存症　全国医療機関/回復施設リスト」バナー（http://list.kurihama-med.jp）にて詳細を閲覧することが可能．

※当リストに掲載した医療機関情報は，今後，都道府県・指定都市が選定する全国の依存症に対応できる専門の依存症専門病院リストとは異なるものである．

1. アルコール健康障害・薬物依存症・ギャンブル等依存症　全国医療機関

都道府県	医療機関名	郵便番号	住所	電話番号
北海道	特定医療法人北仁会旭山病院	064-0946	北海道札幌市中央区双子山4-3-33	011-641-7755
北海道	医療法人北仁会　石橋病院	047-8585	北海道小樽市長橋3-7-7	0134-25-6655
北海道	札幌太田病院	063-0005	北海道札幌市西区山の手5条5丁目1-1	011-644-5111
北海道	医療法人恵仁会　空知病院	068-0851	北海道岩見沢市大和1条8丁目1	0126-22-2072
北海道	五稜会病院	002-8029	北海道札幌市北区篠路9条6丁目2-3	011-771-5660
北海道	北海道立緑ヶ丘病院	080-0034	北海道河東郡音更町緑が丘1	0155-42-3377
北海道	医療法人社団博仁会　大江病院	080-2470	北海道帯広市西20条南2丁目5-3	0155-33-6332
北海道	札幌トロイカ病院	003-0869	北海道札幌市白石区川下577-8	011-873-1221
北海道	手稲渓仁会病院精神保健科	006-8555	北海道札幌市手稲区前田1条12丁目1-40	011-681-8111
北海道	名寄市立総合病院	096-8511	北海道名寄市西7条南8丁目1	0165-43-0489
北海道	ほっとステーション大通公園メンタルクリニック	060-0042	北海道札幌市中央区大通西5-8昭和ビル4F	011-233-2525
北海道	幹メンタルクリニック	064-0042	北海道札幌市中央区大通西20-2-20 EXCEL S1ビル 5F	0120-783-874
青森県	藤代健生病院	036-8373	青森県弘前市大字藤代2-12-1	0172-36-5181
青森県	一般財団法人愛成会　弘前愛成会病院	036-8511	青森県弘前市北園1-6-2	0172-34-7111
青森県	生協さくら病院	030-0131	青森県青森市問屋町1-15-10	017-738-2101
青森県	医療法人芙蓉会　芙蓉会病院	030-0133	青森県青森市雲谷字山吹93-1	017-738-2214
岩手県	独立行政法人国立病院機構　花巻病院	025-0033	岩手県花巻市諏訪500	0198-24-0511
岩手県	岩手県立南光病院	029-0131	岩手県一関市狐禅寺字大平17	0191-23-3655
秋田県	医療法人仁政会　杉山病院	018-1401	秋田県潟上市昭和大久保字北野出戸道脇41	018-877-6141
山形県	社会医療法人公徳会　佐藤病院	999-2221	山形県南陽市椚塚948-1	0238-40-3170
山形県	社会医療法人公徳会　若宮病院	990-2451	山形県山形市吉原2-15-3	023-643-8222
山形県	かみのやま病院	999-3103	山形県上山市金谷字下河原1370	023-672-2551
宮城県	東北会病院	981-0933	宮城県仙台市青葉区柏木1-8-7	022-234-0461
宮城県	宮千代加藤内科医院	983-0044	宮城県仙台市宮城野区宮千代1-2-9	022-235-8876
宮城県	ワナクリニック	981-0915	宮城県仙台市青葉区通町2-9-1高進ビル3F	022-275-8186
福島県	会津西病院	969-6192	福島県会津若松市北会津町東小松2335	0242-56-2525
福島県	医療法人社団　石福会四倉病院	979-0203	福島県いわき市四倉町下仁井田字南追切2-2	0246-32-5321
福島県	福島県立医科大学付属病院	960-1295	福島県福島市光が丘1	024-547-1111
福島県	大島クリニック	963-8014	福島県郡山市虎丸町14-4 丸三ビル2F	024-934-3960

都道府県	施設名	郵便番号	住所	電話番号
茨城県	茨城県立こころの医療センター	309-1717	茨城県笠間市旭町654	0296-77-1151
茨城県	豊後荘病院	315-0112	茨城県新治郡八郷町部原760	029-944-3211
茨城県	紫峰の森クリニック	300-2655	茨城県つくば市島名472-1	029-848-2348
茨城県	医療法人社団正定会 廣瀬クリニック	310-0913	茨城県水戸市見川町2352-3	029-244-1212
茨城県	東京医科大学 茨城医療センター	300-0332	茨城県稲敷郡阿見町中央3-20-1	029-887-1161
群馬県	赤城高原ホスピタル	379-1111	群馬県渋川市赤城町北赤城山1051	0279-56-8148
群馬県	榛名病院	377-0008	群馬県渋川市渋川3658-20	0279-22-1970
埼玉県	埼玉県立精神医療センター	362-0806	埼玉県北足立郡伊奈町小室818-2	048-723-6803
埼玉県	不動ヶ丘病院	347-0058	埼玉県加須市岡古井107	0480-62-3005
埼玉県	与野中央病院	331-0054	埼玉県さいたま市西区島根65	048-624-2211
埼玉県	白峰クリニック	330-0071	埼玉県さいたま市浦和区上木崎4-2-25	048-831-0012
東京都	昭和大学附属烏山病院	157-8577	東京都世田谷区北烏山6-11-11	03-3300-5231
東京都	医療法人社団翠会 成増厚生病院 東京アルコール医療総合センター	175-0091	東京都板橋区三園1-19-1	03-5998-0051
東京都	井之頭病院	181-8531	東京都三鷹市上連雀4-14-1	0422-44-5331
東京都	長谷川病院	181-8586	東京都三鷹市大沢2-20-36	0422-31-8600
東京都	医療法人社団光生会 平川病院	192-0152	東京都八王子市美山町1076	042-651-3131
東京都	医療法人財団青渓会 駒木野病院	193-8505	東京都八王子市裏高尾町273	042-666-3526
東京都	医療法人社団正心会 よしの病院	194-0203	東京都町田市図師町2252	042-791-0734
東京都	多摩あおば病院	189-0002	東京都東村山市青葉町2-27-1	042-393-2881
東京都	高月病院	192-0005	東京都八王子市宮下町178	042-691-1131
東京都	国立精神・神経医療研究センター病院	187-8502	東京都小平市小川東町4-1-1	042-341-2711
東京都	飯田橋榎本クリニック	102-0072	東京都千代田区飯田橋4-6-5	03-5276-0601
東京都	周愛利田クリニック	114-0016	東京都北区上中里3-6-13	03-3911-3050
東京都	メンタルオフィス亀戸	136-0071	東京都江東区亀戸6-58-11 亀戸ESビル3F	03-3636-2377
東京都	ハナクリニック	136-0072	東京都江東区大島5-36-8 宍戸第3ビル3F	03-5858-3711
東京都	慈友クリニック	169-0075	東京都新宿区高田馬場4-3-11	03-3360-0031
東京都	三船クリニック	190-0023	東京都立川市柴崎町3-5-7 安田ビル4F	042-523-6693
東京都	さくらのホゾクリニック秋葉原	101-0033	東京都千代田区神田岩本町1 清水ビル2F	03-3255-3960
東京都	雷門メンタルクリニック	111-0034	東京都台東区雷門2-18-15-4F	03-5828-3841
東京都	こまごめ緑診療所	113-0021	東京都文京区本駒込5-19-2 小林ビルデンス2F	03-3943-5525
東京都	新大塚榎本クリニック	170-0005	東京都豊島区南大塚3-11-9	03-6907-8061

都道府県	施設名	〒	住所	電話番号
東京都	榎本クリニック	171-0021	東京都豊島区西池袋 1-2-5	03-3982-5321
東京都	成瀬メンタルクリニック	194-0045	東京都町田市南成瀬 1-1-2 プラザ成瀬 2-15	042-710-7657
東京都	京橋メンタルクリニック	104-0031	東京都中央区京橋 1-2-4 YN ビル 8F	03-5203-1930
東京都	きむらメンタルクリニック	113-0021	東京都文京区本駒込 6-24-1 後藤ビル 2F	03-5981-8847
東京都	アパリクリニック	162-0055	東京都新宿区余丁町 14-4	03-5369-2591
神奈川県	独立行政法人国立病院機構 久里浜医療センター	239-0841	神奈川県横須賀市野比 5-3-1	046-848-1550
神奈川県	北里大学東病院	252-0380	神奈川県相模原市麻溝台 2-1-1	042-748-9111
神奈川県	神奈川県立精神医療センター	233-0006	神奈川県横浜市港南区芹が谷 2-5-1	045-822-0241
神奈川県	大石クリニック	231-0058	神奈川県横浜市中区弥生町 4-41	045-262-0014
神奈川県	茅ヶ崎クリニック	253-0054	神奈川県茅ヶ崎市東海岸南 1-22-1	0467-86-2123
神奈川県	くりはまメンタルクリニック	239-0831	神奈川県横須賀市久里浜 4-5-6 浅葉ビル	046-876-8157
神奈川県	鈴木メンタルクリニック	240-0111	神奈川県三浦郡葉山町一色 370	046-877-5656
神奈川県	まことのクリニック	231-0032	神奈川県横浜市中区不老町 1-5-11 K-SPIRE ビル 3F	045-222-8050
神奈川県	医療法人誠心会 神奈川病院	241-0803	神奈川県横浜市旭区川井本町 122-1	045-951-9811
千葉県	船橋北病院	274-0054	千葉県船橋市金堀町 521-36	047-457-7151
千葉県	社会医療法人社団さつき会 袖ヶ浦さつき会病院	299-0246	千葉県袖ヶ浦市長浦駅前 5-21	0438-62-1113
千葉県	医療法人社団健仁会 手賀沼病院	277-0912	千葉県柏市箕輪 700	04-7193-3050
千葉県	千葉県精神科医療センター	261-0024	千葉県千葉市美浜区豊砂 5	043-276-3188
千葉県	医療法人梨香会 秋元病院	273-0121	千葉県鎌ヶ谷市初富 808-54	047-446-8100
新潟県	三交病院	943-8530	新潟県上越市大学塩屋 337-1	025-543-2624
新潟県	医療法人恵松会 河渡病院	950-0012	新潟県新潟市東区有楽 1-15-1	025-274-8211
新潟県	かとうじん療内科クリニック	950-0121	新潟県新潟市江南区亀田向陽 1-3-35	025-382-0810
新潟県	山下メンタルクリニック	947-0042	新潟県小千谷市平沢 1-5-26	0258-83-1771
富山県	医療法人社団和敬会 谷野呉山病院	930-0103	富山県富山市北代 5200	076-436-5800
石川県	青和病院	920-0205	石川県金沢市大浦町ホ 22-1	076-238-3636
石川県	石川県立高松病院	929-1293	石川県かほく市内高松ヤ 36	076-281-1125
石川県	社会医療法人財団松原愛育会 松原病院	920-0935	石川県金沢市石引 4-3-5	076-231-4145
石川県	ひろメンタルクリニック	920-0024	石川県金沢市西念 3-1-32 西清ビル A-1	076-234-1621
福井県	福仁会病院	910-0017	福井県福井市文京 5-10-1	0776-22-7133
福井県	福井県立病院 こころの医療センター	910-8526	福井県福井市四ツ井 2-8-1	0776-54-5151
山梨県	地方独立行政法人山梨県立病院機構 山梨県立北病院	407-0046	山梨県韮崎市旭町上條南割 3314-13	0551-22-1621

都道府県	機関名	郵便番号	住所	電話番号
長野県	長野県立こころの医療センター駒ヶ根	399-4101	長野県駒ヶ根市下平 2901	0265-83-3181
長野県	北アルプス医療センター あづみ病院	399-8695	長野県北安曇郡池田町大字池田 3207-1	0261-62-3166
長野県	栗田病院	380-0921	長野県長野市栗田 695	026-226-1311
長野県	独立行政法人国立病院機構 小諸高原病院	384-8540	長野県小諸市甲 4598	0267-22-0870
長野県	かとうメンタルクリニック	390-0872	長野県松本市北深志 1-5-18	0263-34-6141
長野県	鶴田メンタルクリニック	381-0043	長野県長野市吉田 3-11-9 ワタナベビル 1F	026-259-9939
岐阜県	医療法人杏野会 各務原病院	504-0861	岐阜県各務原市東山 1-60	058-389-2228
岐阜県	養南病院	503-0401	岐阜県海津市南濃町津屋 1508	0584-57-2511
岐阜県	慈恵中央病院	501-4107	岐阜県郡上市美並町大原 1-1	0575-79-2030
岐阜県	須田病院	509-4124	岐阜県高山市国府町村山 235-5	0577-72-2100
岐阜県	丹生川診療所	506-2123	岐阜県高山市丹生川町方 88	0577-78-1016
静岡県	医療法人十全会 聖明病院	417-0801	静岡県富士市大渕 888	0545-36-0277
静岡県	医療法人社団進正会 服部病院	438-0002	静岡県磐田市大久保貝塚 3781-2	0538-32-7121
静岡県	財団法人復康会 沼津中央病院	410-0811	静岡県沼津市中瀬町 24-1	055-931-4100
愛知県	医療法人岩尾会 岩屋病院	440-0842	愛知県豊橋市岩屋町字岩屋下 39-1	0532-61-7100
愛知県	医療法人成精会 刈谷病院	448-0851	愛知県刈谷市神田町 2-30	0566-21-3511
愛知県	桶狭間病院藤田こころケアセンター	470-1168	愛知県豊明市栄町南舘 3-879	0562-97-1361
愛知県	愛知県精神医療センター	464-0031	愛知県名古屋市千種区徳川山町 4-1-7	052-763-1511
愛知県	医療法人豊和会 南豊田病院	470-1215	愛知県豊田市広美町郷西 80	0565-21-0331
愛知県	医療法人資生会 八事病院	468-0073	愛知県名古屋市天白区塩釜口 1-403	052-832-2111
愛知県	医療法人桜桂会 犬山病院	484-0094	愛知県犬山市塔野地大畔 10	0568-61-1505
愛知県	西山クリニック	465-0025	愛知県名古屋市名東区上社 1-704	052-771-1600
愛知県	あらたまこころのクリニック	467-0066	愛知県名古屋市瑞穂区洲山町 1-49	052-852-8177
三重県	三重県立こころの医療センター	514-0818	三重県津市城山 1-12-1	059-235-2125
三重県	独立行政法人国立病院機構 榊原病院	514-1292	三重県津市榊原町 777	059-252-0211
三重県	総合心療センターひなが	510-0885	三重県四日市市日永 5039	059-345-2356
三重県	かすみがうらクリニック	510-0001	三重県四日市市八田 1-13-17 ビセンビル A棟	059-332-2277
三重県	おおごし心身クリニック	514-1101	三重県津市久居明神町 2157-4	059-255-7432
滋賀県	滋賀県立精神医療センター	525-0072	滋賀県草津市笠山 8-4-25	077-567-5023
京都府	いわくら病院	606-0017	京都府京都市左京区岩倉上蔵町 101	075-711-2171
京都府	京都府立洛南病院	611-0011	京都府宇治市五ケ庄広岡谷 2	0774-32-5900

都道府県	施設名	郵便番号	住所	電話番号
京都府	独立行政法人国立病院機構　舞鶴医療センター	625-8502	京都府舞鶴市字行永 2410	0773-62-2680
京都府	京都府立医科大学附属病院	602-8566	京都府京都市上京区河原町通広小路上ル梶井町 465	075-251-5111
京都府	安東医院	600-8155	京都府京都市下京区間之町通下珠数屋町上ル西玉水町 279	075-344-6016
京都府	たてど内科クリニック	604-0814	京都府京都市中京区東洞院通二条上ル壺屋町 524 コンフォール御所南 1F	075-746-6261
大阪府	地方独立行政法人大阪府立病院機構　大阪府立精神医療センター	573-0022	大阪府枚方市宮之阪 3-16-2	072-847-3261
大阪府	東大阪山路病院	578-0925	大阪府東大阪市稲葉 1-7-5	072-961-3700
大阪府	金岡中央病院	591-8012	大阪府堺市北区中村町 450	072-252-9000
大阪府	医療法人聖和錦秀会　阪和いずみ病院	594-1151	大阪府和泉市唐国町 4-15-48	0725-53-1555
大阪府	医療法人和気会　新生会病院	594-1154	大阪府和泉市松尾寺町 113	0725-53-1222
大阪府	新阿武山病院	569-1041	大阪府高槻市奈佐原 4-10-1	072-693-1881
大阪府	藤井クリニック	534-0024	大阪府大阪市都島区東野田町 1-21-7 富士林プラザ 10 番館 2F	06-6352-5100
大阪府	悲田院クリニック	543-0055	大阪府大阪市天王寺区悲田院町 5-13	06-6773-2971
大阪府	小谷クリニック	545-0051	大阪府大阪市阿倍野区旭町 1-1-27 三洋ビル 2F	06-6556-9960
大阪府	新阿武山クリニック	569-1117	大阪府高槻市天神町 1-10-1 たかつき天神ビル 2F	072-682-8801
大阪府	東布施辻本クリニック	577-0841	大阪府東大阪市足代 3-1-7 布施南ビル 1F	06-6729-1000
大阪府	川田クリニック	596-0076	大阪府岸和田市野田町 1-6-27 小山ビル 2F	072-437-2711
奈良県	奈良県立医科大学附属病院精神科	634-8522	奈良県橿原市四条町 840	0744-22-3051
奈良県	八木植松クリニック	634-0078	奈良県橿原市八木町 1-7-3 かしはらビル 5F	0744-25-8620
奈良県	植松クリニック	631-0824	奈良県奈良市西大寺南町 2-6 明光第 5 ビル 1F	0742-45-7501
兵庫県	神戸大学医学部附属病院	650-0017	兵庫県神戸市中央区楠町 7-5-2	078-382-5111
兵庫県	復光会垂水病院	651-2202	兵庫県神戸市西区押部谷町西盛 566	078-994-1151
兵庫県	兵庫県立ひょうごこころの医療センター	651-1242	兵庫県神戸市北区山田町上谷上字登り尾 3	078-581-1013
兵庫県	姫路北病院	679-2203	兵庫県神崎郡福崎町南田原 1134-2	0790-22-0770
兵庫県	幸地クリニック	650-0021	兵庫県神戸市中央区三宮町 2-11-1 センタープラザ西館 7F 709 号	078-599-7365
兵庫県	ただしメンタルクリニック	663-8204	兵庫県西宮市高松町 4-37 中林ビル西宮 5	0798-69-2881
兵庫県	高石医院	668-0026	兵庫県豊岡市元町 12-6 アグシス元町 1F	0796-34-6399
兵庫県	宋神経科クリニック	650-0022	兵庫県神戸市中央区元町通 3-3-4	078-333-9281
和歌山県	和歌浦病院	641-0021	和歌山県和歌山市和歌浦東 3-2-38	073-444-0861
広島県	医療法人仁康会　小泉病院	729-2361	広島県三原市小泉町 4245	0848-66-3355
広島県	呉みどりヶ丘病院	737-0001	広島県呉市阿賀北 1-15-45	0823-72-6111

広島県	医療法人せのがわ 瀬野川病院	739-0323	広島県広島市安芸区中野東 4-11-13	082-892-1055
広島県	医療法人せのがわ よこがわ駅前クリニック	733-0011	広島県広島市西区横川町 2-7-19 横川メディカルプラザ 2F	082-294-8811
広島県	木村神経科内科クリニック	730-0851	広島県広島市中区横川 3-1 木村ビル	082-292-8381
広島県	医療法人社団緑誠会 光の丘病院	720-1147	広島県福山市駅家町大字向永谷 302	084-976-1415
広島県	本田クリニック	729-0141	広島県尾道市高須町 4754-5	0848-56-1855
広島県	こころ尾道駅前クリニック	722-0035	広島県尾道市土堂 1-11-6	0848-36-5561
岡山県	岡山県精神科医療センター	700-0915	岡山県岡山市北区鹿田本町 3-16	086-225-3821
岡山県	公益財団法人慈圭会 慈圭病院	702-8508	岡山県岡山市南区浦安本町 100-2	086-262-1191
岡山県	林道倫精神神経科病院	703-8520	岡山県岡山市中区浜 472	086-272-8811
岡山県	一般財団法人江原積善会 積善病院	708-0883	岡山県津山市一方 140	0868-22-3166
岡山県	社会医療法人高見続風会 希望ヶ丘ホスピタル	708-0052	岡山県津山市田町 115	0868-22-3158
岡山県	ゆうクリニック	700-0903	岡山県岡山市北区幸町 1-7 大田ビル 3F	086-225-0375
山口県	医療法人信和会 高嶺病院	759-0134	山口県宇部市大字善和 187-2	0836-62-1100
山口県	山口県立こころの医療センター	755-0241	山口県宇部市東岐波 4004-2	0836-58-2370
山口県	ふじもとメンタルクリニック	745-0035	山口県周南市有楽町 23 近鉄徳山ビル 2F	0834-33-3111
鳥取県	明和会医療福祉センター 渡辺病院	680-0011	鳥取県鳥取市東町 3-307	0857-24-1151
鳥取県	独立行政法人国立病院機構 鳥取医療センター	689-0203	鳥取県鳥取市三津 876	0857-59-1111
島根県	松江赤十字病院	690-8506	島根県松江市母衣町 200	0852-24-2111
香川県	医療法人社団光風会 三光病院	761-0123	香川県高松市牟礼町原 883-1	087-845-3301
香川県	医療法人社団五色会 五色台病院	762-0023	香川県坂出市加茂町 963	0877-48-2700
香川県	清水病院	768-0040	香川県観音寺市杵田町甲 1425-1	0875-25-3749
徳島県	藍里病院	771-1342	徳島県板野郡上板町佐藤塚字東 288-3	088-694-5151
徳島県	あいさとパティオクリニック	770-0042	徳島県徳島市蔵本町 2-30-1	088-634-1881
愛媛県	医療法人青峰会 くじら病院	796-8010	愛媛県八幡浜市五反田 1-1046-1	0894-22-2309
愛媛県	みやもとクリニック	799-2435	愛媛県松山市府中 800-1	089-993-1911
高知県	精華園 海辺の杜ホスピタル	781-0270	高知県高知市長浜 251	088-841-2409
高知県	岡豊病院	783-0043	高知県南国市岡豊町小蓮 689-1	088-866-2345
高知県	愛幸病院	780-0041	高知県高知市入明町 14-2	088-822-2739
福岡県	新門司病院	800-0102	福岡県北九州市門司区大字猿喰 615	093-481-1368
福岡県	八幡厚生病院	807-0846	福岡県北九州市八幡西区里中 3-12-12	093-691-3344
福岡県	医療法人優なぎ会 雁の巣病院	811-0206	福岡県福岡市東区雁の巣 1-26-1	092-606-2861

福岡県	おおわり病院	816-0942	福岡県大野城市中央1-13-8	092-581-1445
福岡県	医療法人社団飯盛会　倉光病院	819-0037	福岡県福岡市西区大字飯盛664-1	092-811-1821
福岡県	医療法人和光会　一本松すずかけ病院	825-0004	福岡県田川市大字夏吉142	0120-557-832
福岡県	のぞえ総合心療病院	830-0053	福岡県久留米市藤山町1730	0942-22-5311
福岡県	松尾病院	800-0252	福岡県北九州市小倉南区葛原高松1-2-30	093-471-7721
福岡県	十全会　回生病院	811-4161	福岡県宗像市朝町200-1	0940-33-3554
福岡県	福岡県立精神医療センター 太宰府病院	818-0125	福岡県太宰府市五条3-8-1	092-922-3137
福岡県	医療法人社団翠会　行橋記念病院	824-0033	福岡県行橋市北泉3-11-1	0930-25-2000
福岡県	直方中村病院	822-0002	福岡県直方市頓野993-1	0949-26-1522
福岡県	門司メンタルクリニック	800-0039	福岡県北九州市門司区中町1-33	093-382-2300
福岡県	遊行会　藤川メディケアクリニック	812-0008	福岡県福岡市博多区東光2-22-25	092-432-6166
福岡県	ひろメンタルクリニック	810-0004	福岡県福岡市中央区渡辺通5-14-12 南天神ビル3F	092-739-0303
佐賀県	国立病院機構　肥前精神医療センター	842-0192	佐賀県神埼郡吉野ヶ里町三津160	0952-52-3231
佐賀県	医療法人浄心会　園田病院	843-0022	佐賀県武雄市武雄町武雄4017	0954-23-3188
佐賀県	虹と海のホスピタル	847-0031	佐賀県唐津市原842-1	0955-77-5120
佐賀県	特定医療法人勇愛会　大島病院	849-0111	佐賀県三養基郡みやき町白壁4287	0942-89-2600
佐賀県	山のサナーレ・クリニック	848-0027	佐賀県伊万里市立花町323-2	0955-22-2128
佐賀県	さがセレニティクリニック	849-0937	佐賀県佐賀市鍋島3-2-4	0952-37-7430
長崎県	医療法人見松会　あさやま病院	854-0007	長崎県諫早市目代町737-1	0957-22-2370
長崎県	三和中央病院	851-0494	長崎県長崎市布巻町165-1	095-898-7511
長崎県	道ノ尾病院	852-8055	長崎県長崎市虹が丘町1-1	095-856-1111
長崎県	医療法人志仁会　西脇病院	850-0835	長崎県長崎市桜木町3-14	095-827-1187
大分県	医療法人社団淡窓会　大分友愛病院	877-0062	大分県日田市大字上野1-1	0973-23-5151
大分県	大分丘の上病院	879-7501	大分県大分市大字竹中1403	097-597-3660
大分県	鶴見台病院	874-0838	大分県別府市鶴見4075-4	0977-22-0336
大分県	山本病院	874-0930	大分県別府市光町14-3	0977-22-0131
大分県	仲宗根病院	870-1153	大分県大分市大字小野鶴1353	097-541-1040
大分県	河村クリニック	870-0026	大分県大分市金池町2-12-8 ひごばゆビル3F	097-548-5570
大分県	竹下粧子クリニック	870-0047	大分県大分市中島西1-1-24 中島ビル2F	097-533-2874
宮崎県	宮崎若久病院	880-0945	宮崎県宮崎市福島寺山3147	0985-51-0945
宮崎県	一般社団法人藤元メディカルシステム　大悟病院	889-1911	宮崎県北諸県郡三股町大字長田1270	0986-52-5800

熊本県	医療法人まし き会 益城病院	861-2233	熊本県上益城郡益城町惣領 1530	096-286-3611
熊本県	熊本県立こころの医療センター	861-4154	熊本県熊本市南区富合町平原 391	096-357-2151
熊本県	八代更生病院	866-0043	熊本県八代市古城町 1705	0965-33-4205
熊本県	菊陽病院	869-1102	熊本県菊池郡菊陽町原水中野 5587	096-232-3171
熊本県	吉田病院	868-0015	熊本県人吉市下城本町 1501	0966-22-4051
熊本県	杏仁会 くまもと青明病院	862-0970	熊本県熊本市中央区渡鹿 5-1-37	096-366-2291
鹿児島県	三州脇田丘病院	890-0073	鹿児島県鹿児島市宇宿 7-26-1	099-264-0667
鹿児島県	医療法人金隆会 指宿竹元病院	891-0304	鹿児島県指宿市東方 7531	0993-23-2311
鹿児島県	森口病院	892-0873	鹿児島県鹿児島市下田町 1763	099-243-6700
鹿児島県	谷山病院	891-0111	鹿児島県鹿児島市小原町 8-1	099-269-4111
沖縄県	糸満晴明病院	901-0334	沖縄県糸満市大度 520	098-997-2011
沖縄県	医療法人天仁会 天久台病院	900-0005	沖縄県那覇市天久 1123	098-868-2101
沖縄県	独立行政法人国立病院機構琉球病院	904-1201	沖縄県国頭郡金武町金武 7958-1	098-968-2133
沖縄県	嬉野が丘サマリヤ人病院	901-1105	沖縄県南風原町字新川 460	098-889-1328
沖縄県	沖縄協同病院	900-0024	沖縄県那覇市古波蔵 4-10-55	098-853-1200

(229 施設)

1 全国医療機関

2. アルコール健康障害・薬物依存症・ギャンブル等依存症 回復施設

都道府県	施設名称	郵便番号	住所	電話番号
北海道	社会福祉法人青十字会 青十字サマリヤ館	061-2284	北海道札幌市南区藤野四条3丁目8-18	011-591-1921
北海道	北海道ダルク	065-0025	北海道札幌市東区北25条東5丁目1-117	011-750-0919
北海道	地域活動支援センター 札幌マック	003-0002	北海道札幌市白石区東札幌2条5丁目1-21	011-841-7055
北海道	NPO法人 リカバリー	065-0033	北海道札幌市東区北33条東15丁目1-1 エクセレムビル4F	011-374-6014
秋田県	一般社団法人 秋田ダルク	019-2601	秋田県秋田市河辺和田字坂本北285-3	018-827-3668
秋田県	NPO法人 秋田マック	010-0042	秋田県秋田市桜3-14-10	018-874-7021
山形県	NPO法人 鶴岡ダルク	999-7544	山形県鶴岡市中山字瓜沢60-4	0235-64-8149
宮城県	アロー萌木	980-0001	宮城県仙台市青葉区中江1-23-4	022-716-5575
宮城県	NPO法人 仙台ダルク・グループ	980-0011	宮城県仙台市青葉区上杉2-1-28	022-261-5341
福島県	磐梯ダルクリカバリーハウス	966-0402	福島県耶麻郡北塩原村大塩4459-1	0241-33-2111
茨城県	NPO法人 潮騒ジョブトレーニングセンター	314-0006	茨城県鹿嶋市宮津台210-10	0299-77-9099
茨城県	NPO法人 茨城依存症回復支援協会 共同生活支援事業所ビレッジダッシュ	309-1722	茨城県笠間市平町122-4	0296-78-5287
茨城県	茨城ダルク	307-0021	茨城県結城市上山川6847	0296-35-1151
茨城県	鹿嶋ダルク	314-0143	茨城県神栖市神栖1-6-26	0299-93-2486
茨城県	アナグ	314-0007	茨城県鹿嶋市神向寺310	090-3215-7850
群馬県	NPO法人アパリ 藤岡ダルク	375-0047	群馬県藤岡市上日野2594	0274-28-0311
栃木県	NPO法人 栃木DARC	320-0014	栃木県宇都宮市大曽2-2-14-2F	028-650-5582
埼玉県	NPO法人 埼玉ダルク	330-0061	埼玉県さいたま市浦和区常盤6-4-12	048-823-3460
東京都	NPO法人 SUN	152-0001	東京都目黒区中央町2-32-5 スマイルプラザ中央町4F	03-3712-0653
東京都	社会福祉法人救世軍社会事業団 救世軍自省館	204-0023	東京都清瀬市竹丘1-17-60	042-493-5374
東京都	NPO法人 ジャパンマック RDデイケアセンター	173-0004	東京都板橋区板橋4-6-1板橋スカイプラザ2F・J	03-5944-1602
東京都	ウィメンズアディクションサポートセンター オハナ	114-0023	東京都北区滝野川6-76-9 エスポワール・オチアイ501・601	03-3916-0851
東京都	日本ダルク	162-0055	東京都新宿区余丁町14-4 AIC ビル3F	03-5369-2595
東京都	久留米リカバリーハウス	203-0053	東京都東久留米市本町1-10-22	042-477-3556
東京都	NPO法人 新生したまち作業所	135-0023	東京都江東区平野3-7-4オーク・ミューラル201	03-3641-7303
東京都	みのわマック	114-0023	東京都北区滝野川7-35-2	03-5974-5091
東京都	アディクションリハビリテーションセンター すとぉりぃ	154-0015	東京都世田谷区桜新町1-8-6	03-3704-7344
東京都	プリッカ・ビーワーマン	114-0014	東京都北区田端6-3-18ビラカミムラ301	03-3822-7658

都道府県	施設名	郵便番号	住所	電話番号
東京都	NPO法人 東京ダルク ダルク・セカンドチャンス 飛翔クラブ	110-0003	東京都台東区根岸 5-8-16 大空庵ビル 2F	03-3875-8808
東京都	社会福祉法人八小さい共同体	189-0013	東京都東村山市栄町 2-9-32	042-395-1427
東京都	NPO法人 立川マック	190-0022	東京都立川市錦町 2-6-20	042-521-4976
東京都	山谷マッククデイケアセンター ワン・ステップ	116-0014	東京都荒川区東日暮里 1-10-4	03-3891-4336
東京都	NPO法人 八王子ダルク	139-0931	東京都八王子市台町 1-8-25	042-686-3988
神奈川県	一般社団法人 相模原ダルク	252-0231	神奈川県相模原市中央区相模原 6-23-9	042-707-0391
神奈川県	地域活動支援センター 川崎マック	210-0812	神奈川県川崎市川崎区東門前 2-2-10	044-266-6708
神奈川県	NPO法人 アルコールケアセンターたんぽぽ	213-0001	神奈川県川崎市高津区溝口 2-7-9 ツクハビル 2F	044-822-0699
神奈川県	GAYA (我舎) 横須賀	238-0011	神奈川県横須賀市米が浜通 1-4 スターダービル 1F	046-828-3776
神奈川県	第2アルク生活訓練センター	231-0028	神奈川県横浜市中区新翁町 1-6-4 新翁ビル 2F	045-641-2084
神奈川県	第2アルク地域活動支援センター	231-0028	神奈川県横浜市中区翁町 1-6-4 新翁ビル 3F	045-226-2808
神奈川県	日本ダルク本部 神奈川	231-0865	神奈川県横浜市中区北方町 1-21	045-624-1585
神奈川県	横浜マック・デイケア・センター	241-0023	神奈川県横浜市旭区本宿町 91-6	045-366-2650
神奈川県	第1アルク・デイケア・センター-松影	231-0025	神奈川県横浜市中区松影町 3-11-2 三和ビル 2F	045-641-7344
神奈川県	NPO法人 RDP 横浜 RDP 横浜	221-0841	神奈川県横浜市神奈川区松本町 4-28-16 弘津ビル 2F	045-595-9867
神奈川県	アルク・ハマポート外作業所	231-0028	神奈川県横浜市中区翁町 1-4-4 大有ビル 1F	045-633-2419
神奈川県	横浜ダルク・ケア・センター	232-0017	神奈川県横浜市南区宿町 2-44-5	045-731-8666
神奈川県	横浜市地域活動支援センターBB	232-0045	神奈川県横浜市南区東蒔田町 15-3 YTC ビル 1F	045-341-3473
神奈川県	川崎ダルクデイケアセンター	211-0044	神奈川県川崎市中原区新城 4-1-1	044-798-7608
神奈川県	横浜市中央浩生館	232-0033	神奈川県横浜市南区中村町 3-211	045-251-5830
神奈川県	NPO法人 スマジュミ	240-0052	神奈川県横浜市保土ヶ谷区西谷町 1230 サンハイム西谷第一 104	045-744-6516
神奈川県	アルク翁	231-0028	神奈川県横浜市中区翁町 2-7-5 HS 関内	045-263-6495
千葉県	千葉ダルク	260-0841	千葉県千葉市中央区白旗 3-16-7	043-209-5564
新潟県	NPO法人 新潟マック	940-1151	新潟県長岡市三和 1-5-19	0258-32-9291
富山県	NPO法人 富山ダルクリカバリークルーズ	931-8371	富山県富山市岩瀬古志町 19-1	076-407-5777
山梨県	NPO法人 山梨ダルク	400-0856	山梨県甲府市伊勢 4-21-1 清水ビル	055-223-7774
山梨県	NPO法人 山梨ダルクデイケアセンター	400-0856	山梨県甲府市伊勢 4-21-1 清水ビル	055-223-7774
山梨県	一般社団法人グレイス・ロード GRC デイケアセンター	400-0111	山梨県甲斐市竜王新町 1-1	055-287-8347
静岡県	スルガダルク 浜松	430-0853	静岡県浜松市三島町 1807	053-555-2894
静岡県	スルガダルク	422-8058	静岡県静岡市駿河区中原ダルクビル 931-1	054-283-1925
静岡県	NPO法人 グループ富士	417-0846	静岡県富士市今井 2-11-10	0545-31-0505

都道府県		郵便番号	住所	電話
静岡県	静岡ダルク	419-0111	静岡県田方郡函南町畑毛 205-5	055-978-7750
静岡県	一般社団法人 ドムクス	410-2201	静岡県伊豆の国市古奈 536-5	055-947-2688
愛知県	NPO 法人 三河ダルク	440-0871	愛知県豊橋市新吉町 73 先大手ビル E-104	0532-52-8596
愛知県	仲間の会はばたき	457-0047	愛知県名古屋市南区城下町 1-12	052-819-5421
愛知県	三河ダルク 岡崎デイケアセンター	444-0860	愛知県岡崎市明大寺本町 3-12 蕃隣センタービル 3F	0564-64-2349
三重県	三重ダルク	514-0004	三重県津市栄町 3-130	059-222-7510
滋賀県	リバティー・ウィメンズハウス・おりーぶ	520-0502	滋賀県大津市南小松 1594-357	077-535-0313
京都府	NPO 法人 京都 DARC	612-0029	京都府京都市伏見区深草西浦町 6-1-2 サンリッチ西浦 1F	075-645-7105
京都府	NPO 法人アパリ 木津川ダルク	619-0214	京都府木津川市木津内田山 117	0774-51-6597
大阪府	大阪マック	556-0006	大阪府大阪市浪速区日本橋東 1-3-5	06-6648-1717
大阪府	社会福祉法人 釜ヶ崎ストロームの家	557-0004	大阪府大阪市西成区萩之茶屋 2-11-15	06-6647-6576
大阪府	大阪 DARC	533-0021	大阪府大阪市東淀川区下新庄 4-21 A-103	06-6323-8910
大阪府	リカバリハウスいちご	546-0022	大阪府大阪市東住吉区道矢田 3-4-3	06-6769-1517
兵庫県	リカバリハウスいちご尼崎	660-0877	兵庫県尼崎市宮内町 2-85-1	06-7173-6642
奈良県	一般社団法人 GARDEN	635-0065	奈良県大和高田市東中 2-10-18	0745-22-0207
広島県	社会福祉法人光の園 広島マック	732-0817	広島県広島市南区比治山町 1-12	082-262-6689
岡山県	岡山ダルク	701-4244	岡山県瀬戸内市邑久町福中 477	0869-24-7522
島根県	救護施設 新生園	690-1404	島根県松江市八束町波入 43-2	0852-76-3311
高知県	高知ダルク 高知女性ハウス "ちゃめ"	780-0870	高知県高知市本町 5-6-35 つちばしビル 1F	088-856-8106
福岡県	救護施設 仁風園	816-0901	福岡県大野城市乙金東 2-26-1	092-503-2004
福岡県	ジャパンマック福岡	812-0043	福岡県福岡市博多区堅粕 3-19-19	092-292-0182
福岡県	北九州マック	803-0814	福岡県北九州市小倉北区大手町 6-27 管工事協同組合ビル 3F	093-967-7691
佐賀県	佐賀整肢学園・かんさき日の隈療養	842-0107	佐賀県神埼市神埼町鶴 2950-2	0952-52-2229
長崎県	NPO 法人ちゅーりっぷ会 長崎ダルク	852-8105	長崎県長崎市目覚町 14-15 浜ビル 2F	095-848-3422
長崎県	グラブ・ながさき	850-0874	長崎県長崎市魚の町 7-24 眼鏡橋ビル 2F	095-800-2923
沖縄県	NPO 法人 琉球 GAIA	902-0078	沖縄県那覇市識名 1102-16	098-831-2174
沖縄県	沖縄ダルク クレアドール	901-2221	沖縄県宜野湾市伊佐 1-7-19	098-893-8406
沖縄県	一般社団法人沖縄ダルク サントゥアリオ	901-2225	沖縄県宜野湾市大謝名 2-2-10 4F	098-943-8774

(87 施設)

3. 自助グループ相談先施設

都道府県	施設名称	郵便番号	住所	電話番号
東京都	AA（アルコホーリクス・アノニマス） （連絡先：NPO法人AA日本ゼネラルサービスオフィス）	171-0014	東京都豊島区池袋 4-17-10 土屋ビル 3F	03-3590-5377
東京都	全日本断酒連盟	101-0032	東京都千代田区岩本町 3-2-2 エスコート神田岩本町 101	03-3863-1600
東京都	ナランノンファミリーグループジャパン ナショナルオフィスサービス（ナランノンNSO）	171-0021	東京都豊島区西池袋 2-1-2 島幸目白ビル 2-C	03-5951-3571
東京都	NPO法人アラノン・ジャパン	145-0071	東京都大田区田園調布 2-9-21	03-5483-3313

(4 施設)

索　引

和文

■あ
愛着障害　89
アカンプロサート　22
アサーティブ　126
アタッチメント　88
アディクション　5
あへん　92
あへん法　92
アルコール依存症候群　2
アルコール性肝炎　16, 44
アルコール性肝炎重症度スコア　111
アルコール性肝硬変　16, 50
アルコール性肝線維症　16, 50
アルコール性脂肪肝　44
アルコール性心筋症　46
アルツハイマー型認知症　130
アンフェタミン　92

■い
胃・十二指腸潰瘍　114
異常酩酊　91
胃食道逆流症　114
依存　2, 4
依存症候群　4
一次性うつ　61
イネイブリング　36
医薬品医療機器法　92
飲酒運転　91, 94

■う
ウェルニッケ脳症　17, 77
うつ　60
うつ病　14
うつ病エピソード　122

■え
エクポージャー療法　127

■か
覚せい剤　28
覚せい剤精神病　15
覚せい剤取締法　92
渇望　2
肝硬変　16
肝細胞癌　51
肝臓癌　17

■き
危険ドラッグ　28, 92
気分障害　122
急性胃粘膜病変　114
急性膵炎　16, 54
急性中毒　91
虚血性心疾患　16

■く
グラウンディング　126
久里浜版新認知行動療法　20

■け
軽症の依存症　18
軽度認知障害　130
ケトアシドーシス　52
減酒支援　24

■こ
口腔咽頭喉頭癌　17, 48
高血圧症　16
高血糖　42
高脂血症　17
高トリグリセリド（TG）血症　42
高尿酸血症　17, 42
高齢者　98
コカイン　28, 92

■し
骨粗鬆症　17
個別就労支援プログラム　97
コルサコフ症候群　77

■し
シアナミド　22
自己治療モデル　124
自殺　14, 60
自助グループ　21
ジスルフィラム　22
児童虐待　88
自閉症スペクトラム障害　65
嗜癖　5
嗜癖重症度指標　11
脂肪肝　16
集団精神療法　20
就労問題　96
障害者就労支援制度　97
使用障害　4
使用量低減　18
食道癌　17, 48
食道静脈瘤　50
女性アルコール依存症者　100
処方薬依存　66
心筋症　16
振戦せん妄　22
身体依存　2
シンナー　92

■す
膵臓癌　17

■せ
精神病性障害　128
精神保健福祉法　33

■そ
双極性障害　14, 122

躁病エピソード　122

■た

大うつ病性障害　61, 122

代謝性アシドーシス　42

耐性　2

大腿骨骨頭壊死　17

大腸癌　17

第二次健康日本21　26

大麻　28, 92

大麻取締法　92

タイムスリップ現象　64

多発神経炎　17

多発性脳梗塞　130

多量飲酒　16

断酒会　21

■ち

重複障害　128

直面化　59

■て

低血糖　42

■と

統合失調症　14, 128

糖尿病　17

道路交通法　94

毒物及び劇物取締法　92

ドメスティックバイオレンス　86

トラウマ反応　89

トルエン　92

■な

ナルトレキソン　22

ナルメフェン　23

■に

二次性うつ　61

乳癌　17

認知行動療法　20

認知症　130

■の

脳血管障害　16

脳梗塞　16, 47

脳出血　16, 47, 112

■は

発達障害　14, 64, 79

■ひ

ヒアルロン酸　106

否認　59

■ふ

不安障害　14, 62

複雑性 PTSD　125

不整脈　16, 112

物質使用障害　5

ブリーフインターベンション　24

■へ

ヘロイン　92

変化のステージモデル　20

ベンゾジアゼピン系薬物　22

■ほ

暴力　86

■ま

マインドフルネス　126

マトリックスモデル　20

麻薬及び向精神薬取締法　32, 92

麻薬中毒　32

マロリー・ワイス症候群　114

慢性肝脳変性症　130

慢性膵炎　16, 54

■め

メトアンフェタミン　92

■も

モルヒネ　92

■や

薬物依存　2

■ゆ

有機溶剤　28

■よ

ヨード染色　49

Ⅳ型コラーゲン-7S　106

■ら

乱用　5

■り

離脱　3

離脱けいれん発作　22

■れ

連続飲酒　31

欧文

■A

AA　21, 128

ACOA　88

ACOD　88

Addiction Severity Index　11

Adult Children of Alcoholics　88

Adult Children of Dysfunctional family　88

Alcohol Use Disorders Identification Test　7

Alcoholics Anouymous　21

AQ-J　65

ARP　20

ASI　11

ASRS　65

AUDIT　7
AUDIT-C　7, 82
AUDIT-Consumption　7

■B
BrieP Intervention　40
BZD　22

■C
CAGE　7
CAPS　124
CIWA-Ar　22
CRAFT　20, 36
C型肝炎（HCV）ウイルス　120

■D
DAST　11
DAST-20　11
Drug Abuse Screening Test　11
DSM-Ⅳ　3
DV　86

■G
GERD　114

■H
HAPPYプログラム　25
HIV/AIDS　120

■I
ICD-10　2
IDU　120
IES-R　124
Individual Placement and Support　97
Injection Drug Use　120
IPS　97

■J
Japan Alcoholic Hepatitis Score　111
JAS　111

■L
LSD　92

■M
M. I. N. I　15
MDMA　28, 92

Mini-International Neuropsychiatric Interview　15

■N
NA　21, 128
Naarcotics Anonymouse　21

■P
PTSD　124

■R
Referral to Treatment　40

■S
SBIRT　40
SCID-Ⅱ自記式質問票　15
Screening　40
SDS　11
self-medication　14
Severity of Dependence Scale　11
SMARPP　20
SNAPPY-CAT　25

© 2018

4 刷　　2024 年 5 月 28 日
第 1 版発行　2018 年 9 月 20 日

厚生労働科学研究費補助金
障害者対策総合研究事業（障害者政策総合研究事業（精神障害分野））
アルコール依存症に対する総合的な医療の提供に関する研究

新アルコール・薬物使用障害の診断治療ガイドライン

検　印
省　略

監修　新アルコール・薬物使用障害の診断治療
　　　ガイドライン作成委員会

編集　樋　口　　　進
　　　齋　藤　利　和
　　　湯　本　洋　介

発行者　　　　　　　林　　峰　子
発行所　　株式会社 新興医学出版社
〒113-0033　東京都文京区本郷6丁目26番8号
電話　03（3816）2853　　FAX　03（3816）2895

（定価はカバーに
表示してあります）

印刷　三報社印刷株式会社　　ISBN978-4-88002-779-1　　郵便振替　00120-8-191625

- 本書の複製権・翻訳権・上映権・譲渡権・公衆送信権（送信可能化権を含む）は株式会社新興医学出版社が保有します。
- 本書を無断で複製する行為（コピー，スキャン，デジタルデータ化など）は，著作権法上での限られた例外（「私的使用のための複製」など）を除き禁じられています。研究活動，診療を含み業務上使用する目的で上記の行為を行うことは大学，病院，企業などにおける内部的な利用であっても，私的使用には該当せず，違法です。また，私的使用のためであっても，代行業者等の第三者に依頼して上記の行為を行うことは違法となります。
- JCOPY〈出版者著作権管理機構　委託出版物〉
  本書の無断複製は著作権法上での例外を除き禁じられています。複製される場合は，そのつど事前に，出版者著作権管理機構（電話 03-5244-5088，FAX 03-5244-5089，e-mail：info@jcopy.or.jp）の許諾を得てください。